IN LIEFDE LOSLATEN

DE LAATSTE REIS VAN JE PAARD

EEN BOEK OVER EUTHANASIE

Remco Sikkel

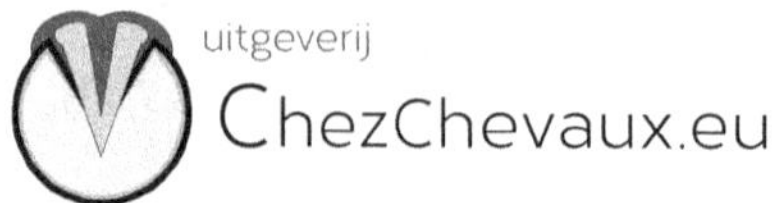

Van dezelfde auteur:

- Antwoordenboek hoefbevangenheid : meer dan 200 vragen beantwoord (ISBN 978-94-93034-06-8)
- Hoefbevangenheid : begrijpen, genezen, voorkomen (ISBN 978-90-825191-9-8)
- Hoefkatrolontsteking : begrijpen, behandelen, voorkomen (ISBN 978-9-49-303402-0)
- Het PPID-boek (978-94-93034-13-6)

Foto omslag: Painted Bar Stables

Overal waar in dit boek 'hij' staat, had ook 'zij' of 'hen' kunnen staan. Omwille van de leesbaarheid en in weerwil van het feit dat er in Nederland meer vrouwelijke dan mannelijke dierenartsen zijn, is gekozen voor mannelijk enkelvoud. Waar we het hebben over paarden, bedoelen we zowel paarden als pony's, ezels en hun kruisingen.

INHOUD

WAT IS EUTHANASIE?

PRAKTISCHE VOORBEREIDING EN AFHANDELING

EMOTIONELE VOORBEREIDING

ROUWVERWERKING

ADRESSEN   87

VOORWOORD

Als auteur van boeken over hoefbevangenheid, hoefkatrolontsteking en PPID, krijg ik bijna dagelijks berichten van wanhopige mensen die voor en met hun paard, pony of ezel vechten tegen deze slopende ziektes. Het is heel erg naar om te zien dat sommigen, ondanks al hun inspanningen, toch afscheid moeten nemen van hun geliefde dier.

Als hoefverzorger loop ik er ook zelf tegenaan. Het doet me elke keer echt verdriet als een klant me belt om te zeggen dat een paard, dat ik al jaren ken en waarvoor ik alles heb gedaan wat ik mijn macht ligt om het pijnvrij te houden of te laten genezen, het niet gehaald heeft. De hoefverzorger in het verhaal op pagina 57 ben ik.

In de aanloop naar het definitieve einde of als de grote klap al onvermijdelijk is gebleken, kampen veel paardenmensen niet alleen met intens verdriet en soms ook met schuldgevoelens, maar ook met heel veel vragen. Die vragen kunnen feitelijk zijn, over hoe de dierenarts een euthanasie uitvoert, of palliatieve zorg misschien een optie is, hoeveel het kost om een paard te laten cremeren en hoe het juridisch allemaal in elkaar zit. Maar verreweg de meeste vragen gaan over de emotionele voorbereiding, over rouwverwerking, over hoe je je kinderen kunt helpen met hun verdriet als hun allerliefste pony er niet meer is of over hoe je andere paarden zullen reageren.

In dit boek behandel ik op een zo objectief en duidelijk mogelijke manier alle aspecten van euthanasie bij paarden. Je krijgt je maatje er niet mee terug, maar wie weet kan het een heel klein beetje de scherpe randjes van het verdriet af slijpen, als je meer over dit onderwerp weet. Hoe minder vraagtekens je hoeft te zetten, hoe meer je je kunt concentreren op het allerbelangrijkste: het afscheid van je trouwe vriend.

Remco Sikkel

WAT IS EUTHANASIE?

DEFINITIE

Euthanasie bij dieren, ook bekend als 'inslapen', is een veterinaire procedure om op een snelle, pijnloze en stressvrije manier een einde te maken aan het leven van een dier.

Het doel van euthanasie is om het lijden van het dier te beëindigen of ernstiger lijden te voorkomen. Het belang van het geestelijk en lichamelijk welzijn van het dier is leidend.

DE GESCHIEDENIS VAN EUTHANASIE BIJ PAARDEN

Euthanasie bij paarden bestaat al eeuwen. In de oudheid werd het doden van een zwaargewond of ziek paard gezien als een daad van barmhartigheid. Praktische overwegingen speelden ook een rol. Het verzorgen en in leven houden van een paard dat geen functie meer had, was zinloos en vaak zelfs onmogelijk.

De methoden waren primitief en gewelddadig. Laten we niet in details treden, maar alleen zeggen dat het doorsnijden van de keel de meeste ethische methode was, naar onze moderne maatstaven.

Middeleeuwen

In de vroege en hoge middeleeuwen werd euthanasie bij paarden vaak afgekeurd om religieuze redenen. Men geloofde dat alleen god het leven kon geven en nemen. Er werden wel uitzonderingen gemaakt voor paarden die als gevaarlijk of onbruikbaar werden beschouwd.

Vanaf de late middeleeuwen verschenen er vuurwapens in Europa, die steeds meer verfijnd werden. Een kogel werd daarmee een effectief en ethisch middel om een paardenleven te beëindigen.

18e en 19e eeuw

In de 18e en 19e eeuw ging men op zoek naar meer ethische verantwoorde manieren om het leven van dieren te beëindigen. Dit was vooral te danken aan de opkomst en ontwikkeling van de diergeneeskunde, omdat vanuit die wetenschap de eerste methoden van euthanasie met verdoving ontstonden. Dit maakte euthanasie aanzienlijk minder pijnlijk.

Een tweede aspect was een groeiend verantwoordelijkheidsgevoel voor dieren-welzijn; een concept dat voorheen nog onbekend was. Vanuit de filosofie ontstond ook de discussie over de ethiek van het laten voortduren van lijden, zowel bij mens als dier.

20e eeuw

In de 20e eeuw werd euthanasie bij dieren steeds normaler gevonden. De intro-ductie van nog effectievere verdovingsmiddelen, zoals barbituraten (in 1931), droeg hieraan bij, net als een toenemende erkenning van het bestaan van pijn en lijden bij dieren.

WAAR KOMT HET WOORD VANDAAN?

Het woord euthanasie komt uit het Oudgrieks. Het is samengesteld uit de woorden 'Eu', dat met 'goed' of 'gelukkig' vertaald kan worden en 'Thana-tos', dat 'dood' betekent. De letterlijke vertaling van euthanasie is dus 'goede dood' of 'gelukkige dood'.

In de oorspronkelijke Griekse betekenis verwees euthanasie naar een vreedzame en natuurlijke dood, zonder onnodig lijden. Het werd gezien als een ideale manier om te sterven, vooral voor ouderen of zieken.

De moderne betekenis van euthanasie is specifieker omschreven en verwijst naar de bedoelde beëindiging van het leven, wanneer er sprake is van ondraaglijk lijden zonder uitzicht op verbetering of herstel. Een ander woord voor euthanasie is genadedood.

REDENEN VOOR EUTHANASIE

Er bestaan veel redenen om een paard in te laten slapen. Om niet te verzanden in de details van individuele gevallen zullen we ze hier indelen in zes categorieën.

> *Dit is niet meer dan een indeling van de redenen die het vaakst genoemd worden door paardeneigenaren en dierenartsen. Noch de redenen, noch de voorbeelden zijn bedoeld om te suggereren dat euthanasie in vergelijkbare gevallen de enige juiste keuze is.*

Ongeneeslijke ziekte
Wanneer een paard aan een ernstige, ongeneeslijke ziekte lijdt, kan euthanasie de meest ethisch verantwoorde optie zijn om onnodig lijden te voorkomen. Denk hierbij aan ernstige en langdurige hoefbevangenheid met extreme complicaties zoals totale ontschoening, waarbij de hele hoefcapsule loslaat. Een ander voorbeeld zijn paarden met ernstige wervelkolomproblemen zoals het Wobbler syndroom. Zij hebben vaak heftige pijn en neurologische verschijnselen die hun beweging en kwaliteit van leven ernstig beperken.

Kwaliteit van leven
Als de levenskwaliteit van het paard drastisch is verslechterd en er geen hoop is op verbetering, zal euthanasie ook vaak worden overwogen. Dit omvat situaties waarin het paard doorlopend veel pijn heeft, niet meer kan staan, lopen of eten zonder grote moeite of pijn en andere dagelijkse activiteiten niet meer kan

uitvoeren. Het niet meer kunnen handhaven van sociale interactie is ook een bedreiging van kwaliteit van leven. Bij een volledig blind paard dat zich niet meer kan oriënteren en daardoor veel stress en angst ervaart, is de kwaliteit van leven eveneens in het geding.

Een voorbeeld is een paard dat door een ernstige en chronische ziekte, zoals Equine Motor Neuron Disease (EMND), aanzienlijk verzwakt is en door de kudde verstoten wordt. Het paard kan eenzaam en angstig worden en heeft geen toegang meer tot de sociale structuur die essentieel is voor zijn welzijn. Spierzwakte, vallen, moeite met opstaan en in ernstige gevallen verlamming, kenmerken deze ziekte ook.

Ouderdom en degeneratieve aandoeningen

Oudere paarden kunnen te maken krijgen met allerlei ouderdomskwalen zoals artrose, gebitsproblemen, gewichtsverlies, PPID (de ziekte die we vroeger het syndroom van Cushing noemden) en orgaanfalen. Wanneer deze aandoeningen de levenskwaliteit ernstig aantasten en onvoldoende verlicht kunnen worden met medicatie of aanpassingen in de leefomgeving (met name voeding, huisvesting, beweging en hoefzorg), komt euthanasie in beeld als optie.

Natuurlijk zeggen we hiermee niet dat een paard niet oud mag zijn. Ouderdom is immers geen ziekte. Maar stel je nu eens een paard voor van 34 met PPID, dat keer op keer te kampen heeft met enorme hoefabcessen; dat ondanks zijn medicatie regelmatig flink hoefbevangen is en door de EOTRH (een pijnlijke gebitsaandoening die we vaak bij paarden met PPID zien) niet meer normaal kan eten. Voor wie is dit paard nog in leven?

Gedragsproblemen

In uitzonderlijke gevallen kan een paard ernstige gedragsproblemen hebben die het gevaarlijk maken voor zichzelf, andere paarden en voor mensen. Als specifieke training en andere gedragsinterventies van een ervaren paardengedragstherapeut niet effectief zijn en als 100% zeker is vastgesteld dat de gedragsproblemen niet te herleiden zijn tot de eigenaar (!), kan euthanasie noodzakelijk zijn voor ieders veiligheid. We zien dit helaas soms bij paarden die als veulen met de fles zijn grootgebracht en als gevolg geen normaal sociaal gedrag vertonen.

Voorbeelden zijn paarden die onverwacht en zonder duidelijke provocatie extreem en explosief gedrag vertonen en daarbij zichzelf, mensen of andere paarden verwonden. Of een paard met een extreme angststoornis of verlatingsangst, dat ondanks uitgebreide pogingen tot desensitisatie telkens in paniek raakt en zichzelf of anderen verwondt in stressvolle situaties.

Economische overwegingen

Hoewel het niet altijd makkelijk is om financiële aspecten te bespreken, kunnen de kosten van langdurige en intensieve zorg voor een ernstig ziek of gewond paard op een bepaald moment gewoon niet meer op te brengen zijn. In sommige gevallen besluiten mensen dan dat euthanasie de meest verantwoorde keuze is om hun paard verder lijden te besparen en de financiële last te verlichten. Uiteraard zullen eerst, samen met de dierenarts, alle andere opties uitgebreid onderzocht moeten worden.

Stel je voor dat een paard ernstige verwondingen oploopt, zoals een gecompliceerde botbreuk na een ongeluk. Na uitgebreid overleg met de dierenarts wordt vastgesteld dat chirurgisch ingrijpen mogelijk het paard nog kan redden. De kosten van de chirurgie, het verblijf in de kliniek, de medicatie voor nazorg en de revalidatie zullen echter aanzienlijk zijn en met geen mogelijkheid haalbaar voor de eigenaar in dit hypothetische voorbeeld. Hoe naar en oneerlijk het ook voor het paard is, het is niet onbegrijpelijk dat deze eigenaar, tegen zijn emoties in, zich genoodzaakt kan voelen het paard in te laten slapen.

Noodgevallen

In situaties waar direct ingrijpen noodzakelijk is, zoals ernstige koliek die niet kan worden verholpen door een operatie, kan euthanasie de snelste manier zijn om het paard van intens lijden te verlossen. Dit kan ook het geval zijn als het paard een ongeluk heeft gekregen of anderszins een zware verwonding heeft opgelopen. In deze gevallen spreken we van acute euthanasie.

WAT IS HET VERSCHIL TUSSEN ACUTE EN NIET-ACUTE EUTHANASIE?

Acute euthanasie wordt toegepast als een paard een zware en niet of nauwelijks te behandelen verwonding oploopt of een ernstige, onomkeerbare ziekte ontwikkelt die onmiddellijk lijden veroorzaakt. Deze situaties vragen om snelle beslissingen om onnodig lijden te voorkomen. Voorbeelden zijn een complexe beenbreuk, een ongeluk waarbij het paard een ernstige wervelkolomblessure of zware verwondingen aan het hoofd oploopt, of koliek met ernstige complicaties, zoals een gedraaide darm die niet operatief kan worden hersteld.

Niet-acute, geplande euthanasie wordt toegepast als een paard chronische gezondheidsproblemen heeft die geleidelijk verslechteren en de kwaliteit van leven ernstig verminderen, maar die niet onmiddellijke levensbedreigend zijn. Denk hierbij aan vergevorderde PPID met steeds terugkerende en erger wordende complicaties, ernstige chronische hoefbevangenheid of progressief invaliderende mobiliteitsproblemen door hoge leeftijd.

Dit laatste voorbeeld is voor sommige mensen controversieel, maar een paard dat door ouderdom ernstig beperkt is in zijn bewegingen, constant pijn lijdt, zijn lichaamstemperatuur of gewicht niet meer op peil kan houden en niet meer normaal kan eten, drinken of zich vrij kan bewegen, is mogelijk beter af met euthanasie om zo een waardige en pijnvrije dood te hebben.

ZO VERLOOPT DE EUTHANASIEPROCEDURE

Voordat de euthanasie wordt uitgevoerd zal de dierenarts rustig met je bespreken wat je de komende momenten kunt verwachten en je de gelegenheid geven om vragen te stellen. Als alles duidelijk is voor je, zal hij je vragen om hem toe te staan de euthanasie te beginnen.

Het klinische doel van de procedure is om de toevoer van zuurstofrijk bloed naar de vitale weefsels te stoppen en zo de dood te veroorzaken. Het lijden van het paard moet hierbij tot een absoluut minimum beperkt worden. Daarom laat de dierenarts het moment van sterven voorafgaan door een toestand van bewusteloosheid. In feite wordt het centraal zenuwstelsel met drie injecties in stappen onderdrukt. Deze stappen zijn achtereenvolgens sedatie, algehele narcose en uiteindelijk euthanasie.

De injecties gebeuren in de halsader. Om ongemak voor je paard te beperken kan dit ook met een katheter gebeuren. Zo kunnen de middelen worden toegediend zonder steeds opnieuw te hoeven prikken.

De eerste injectie die je paard krijgt is de sedatie. Hij wordt hier na een paar minuten suf van, laat zijn hoofd hangen, maar blijft nog wel staan. De tweede injectie is een mix van narcosemiddelen en eventueel een spierverslapper, waardoor je paard zal gaan liggen. De dierenarts zorgt dat dit pijnloos gebeurt. Dit noemen we begeleid vallen. Dit is nodig omdat veel paarden toch zullen proberen te blijven staan, wat door de narcosemiddelen niet langer mogelijk is.

Sommige paardeneigenaren kijken liever de andere kant op of gaan even weg als hun paard valt. Dit is heel begrijpelijk en niet iets om je later schuldig om te voelen. Weet ook dat je paard het vallen al niet meer bewust meemaakt.

Houd er ook rekening mee dat het vallen niet altijd rustig en vloeiend gaat. Sommige paarden kunnen alsnog heftig reageren en trappelen of met hun hoofd slaan. Met name wanneer het paard kort voor de euthanasie veel pijn heeft gehad, kan de manier van vallen onvoorspelbaar zijn. De dierenarts zal in zo'n geval eerder adviseren om even weg te gaan.

Als je paard ligt, neemt de narcose de overhand. Je paard krijgt nu niets meer mee van wat er om hem heen gebeurt. Soms zijn er nog wel spiersamentrekkingen (spasmes) of zucht je paard. Hierdoor zou je kunnen denken dat het pijn heeft of tegenstribbelt. Maar maak je geen zorgen, dat is echt niet zo.

Nu je paard in een diepe, coma-achtige slaap is, kun je de tijd nemen voor het laatste afscheid. De dierenarts heeft hier alle begrip voor en zal wachten tot je dit gedaan hebt.

De volgende stap is heel naar voor jou, maar voor je paard is de ellende nu eigenlijk al voorbij. De dierenarts controleert voor alle zekerheid of de narcose volledig is, waarna hij het euthanaticum 'pentobarbital' toedient. Dit is een zogenoemd barbituraat dat binnen een paar minuten de ademhaling en het hart laat stoppen.

Tenslotte stelt de dierenarts officieel de dood vast. Hij luistert of het hart gestopt is met kloppen. Dan schijnt hij met een lampje in de pupil en raakt de oogbal aan om te kijken of er geen oogreflex meer is. Als deze uitblijft, is je paard overleden.

Sommige dierenartsen kiezen ervoor om de tweede injectie (narcose) over te slaan. Na de sedatie wordt dan direct het euthanasiemiddel ingespoten. Bij acute euthanasie wordt soms ook de sedatie overgeslagen. Nadat het paard is gevallen, controleert de dierenarts of de dood is ingetreden. Als dit nog niet het geval is, spuit hij wat van het euthanaticum bij.

WAT IS EEN BESLISHULP EUTHANASIE?

Dit is een hulpmiddel dat eigenaren en dierenartsen kan helpen bij het nemen van een weloverwogen beslissing over of een paard geëuthanaseerd moet worden. Het bestaat uit vragenlijsten, richtlijnen en overwegingen om de gezondheid, het welzijn en de levenskwaliteit van het paard te beoordelen. Ethische overwegingen en hoe de eigenaar en andere emotioneel betrokkenen zich bij de situatie voelen, kunnen ook aan de orde komen.

Financiële en praktische zaken worden ook behandeld. Een beslishulp kijkt bijvoorbeeld naar hoe zinvol het is om een dure behandeling met een lage kans op succes uit te voeren bij een oud paard dat altijd buiten heeft geleefd en dat voor de behandeling lange tijd in de kliniek moet blijven.

Het is natuurlijk niet meer dan een hulpmiddel. Een paard zal nooit ingeslapen worden enkel op basis van de uitkomst van de beslishulp.

Sommige dierenartsen gebruiken al een zelf ontwikkelde beslishulp, maar er bestaat nog geen gestandaardiseerde versie.

KAN EEN DIERENARTS WEIGEREN OM EEN PAARD TE EUTHANASEREN?

In België zijn dierenartsen niet wettelijke verplicht om euthanasie uit te voeren. De beslissing om wel of niet te euthanaseren is aan de dierenarts, met inachtneming van de wettelijke bepalingen met betrekking tot euthanasie. In Nederland is er evenmin een wettelijke verplichting, maar in de 'Regeling euthanasie bij dieren' van de Nederlandse Voedsel- en Warenautoriteit (NVWA) staat wel dat dierenartsen euthanasie niet mogen weigeren als de eigenaar daar om vraagt én er een geldige reden is.

Voor beide landen geldt dat de dierenarts altijd de ethische verantwoordelijkheid heeft om elke situatie zo objectief en goed mogelijk te beoordelen en te bekijken of euthanasie wel de enige juiste optie is voor het paard.

De dierenarts kan euthanasie wel weigeren in de volgende situaties:

- **Onvoldoende medische reden**
  De dierenarts moet een diagnose hebben kunnen stellen of deze verkregen hebben van een collega. Deze diagnose mag geen twijfel laten bestaan over de ondraaglijkheid of uitzichtloosheid van het lijden van het paard. Verder moeten alle behandelingsmogelijkheden naar redelijkheid zijn toegepast voordat euthanasie kan worden overwogen. Denk bij dit laatste o.a. aan de slagingskans, bijwerkingen, beschikbaarheid en betaalbaarheid van een behandeling.
- **Persoonlijke overtuigingen**
  Dierenartsen hebben het recht om euthanasie te weigeren op basis van hun persoonlijke overtuigingen, zolang ze dit vooraf aan de eigenaar kenbaar maken en de eigenaar de mogelijkheid geven om een andere

dierenarts te raadplegen. Dit kan bijvoorbeeld het geval zijn als hen gevraagd wordt een oud maar verder gezond paard in te laten slapen. Dierenartsen staan ook niet echt te springen om een paard te doden omdat het niet meer voldoende kan presteren in de sport. En geef ze eens ongelijk.

- **Veiligheidsrisico's**
  Als er een veiligheidsrisico is verbonden aan de euthanasie, bijvoorbeeld door de locatie, weersomstandigheden of de gezondheidstoestand van het paard, kan de dierenarts weigeren het paard daar en op dat moment in te laten slapen.

Informatieplicht

Het is belangrijk dat de dierenarts de eigenaar goed informeert over waarom hij het paard niet wil laten inslapen. De eigenaar moet daarbij de tijd en ruimte krijgen om vragen te stellen en om een weloverwogen beslissing te nemen over de toekomst van zijn paard.

Veiligheid

In het geval van veiligheidsrisico's zal de dierenarts proberen maatregelen te nemen om deze risico's weg te nemen of te minimaliseren en de veiligheid van alle betrokkenen te waarborgen om vervolgens alsnog tot euthanasie over te gaan. Dit kan betekenen dat hij een ander tijdstip, een andere locatie of methode voorstelt.

MORELE EN ETHISCHE OVERWEGINGEN

De beslissing om een dier te laten inslapen is niet alleen ingewikkeld en emotioneel maar roept ook ethische vragen op. Het is belangrijk om naar alle aspecten van de situatie te kijken en de verschillende standpunten te begrijpen voordat je een definitieve beslissing neemt.

Kwaliteit van leven

Het centrale morele dilemma bij euthanasie is de afweging van de kwaliteit van leven van het paard tegenover de voortzetting van pijn en lijden. De vragen die hierbij naar voren kunnen komen, zijn deze:

- Is het paard, ondanks zijn gezondheidstoestand, nog in staat om te genieten van het leven, of ervaart het constante pijn, ongemak, stress of angst?
- Kan het paard nog functioneren op een basaal niveau of is het volledig afhankelijk van zorg? Anders gezegd: kan het nog zelfstandig eten, drinken en bewegen? Kan het paard nog sociale interactie en plezier ervaren in zijn dagelijkse leefomgeving?

Eigenaar vs. dierenarts

Als paardeneigenaar wil je je eigen ethische overtuigingen en morele waarden volgen bij het nemen van de beslissing. Dit kan conflicten veroorzaken tussen jouw persoonlijke 'morele kompas' en de adviezen van de dierenarts.

Gelijke behandeling van alle dieren

Een ander dilemma waar je tegenaan kunt lopen is de vraag of moreel gezien alle dieren met dezelfde zorg en compassie moeten worden behandeld. Is het leven en welzijn van je paard net zo waardevol als dat van een koe? Kun je bijvoorbeeld overdag alle mogelijke zorg en aandacht besteden aan het welzijn van je paard, terwijl je 's avonds zonder enige aarzeling koeienvlees eet?

Deze tegenstrijdigheid kan worden gezien als een vorm van cognitieve dissonantie, waarbij iemands acties niet overeenkomen met zijn overtuigingen of waarden. In dit geval, de overtuiging van de gelijke waarde van alle dierenlevens. Vooral als je al worstelt met vragen over het levenseinde van je paard kan het moeilijk zijn om deze dissonantie te erkennen, te overwinnen en ernaar te handelen.

Onaantastbaar leven

Euthanasie kan ook vragen oproepen over de onaantastbaarheid van het leven in het algemeen. Sommige mensen geloven dat alle leven van nature waardevol is en dat het beëindigen ervan, zelfs om lijden te voorkomen, moreel verkeerd is.

MISVATTINGEN OVER EUTHANASIE

Er bestaan verschillende misvattingen over euthanasie van paarden. We zullen de meestvoorkomende eens nalopen en ontkrachten.

Euthanasie is de gemakkelijkste uitweg voor de eigenaar

Sommige mensen menen dat euthanasie een gemakkelijke uitweg is voor eigenaren die geen zin hebben om voor een ziek of oud paard te zorgen. Echter, de beslissing om een paard in te laten slapen is emotioneel vaak erg zwaar. Veel paardeneigenaren zeggen achteraf dat ze het gevoel hebben te lang te hebben gewacht met het nemen van de beslissing. Dit laat zich niet rijmen met euthanasie als makkelijkste oplossing.

Euthanasie is een teken van zwakte of falen

Er is moed en onvoorwaardelijke liefde voor nodig om te beslissen dat een paard ingeslapen zal worden. Deze beslissing neem je in het belang van je paard (met uitzondering van de economische redenen waar je een paar bladzijden geleden over hebt gelezen). Het is absoluut geen teken van zwakte om te erkennen dat het lijden van je paard niet langer verlicht kan worden. Er is zelfs veel kracht voor nodig om je eigen emotionele belangen aan de kant te zetten. Falen is het ook niet, omdat je als het goed is alles hebt geprobeerd om euthanasie juist te voorkomen.

Euthanasie betekent dat men niet genoeg om het dier geeft

Dit idee suggereert dat het kiezen voor euthanasie een teken is van gebrek aan zorg of liefde voor het dier, terwijl de beslissing in werkelijkheid bijna altijd gebaseerd is op mededogen en de wens om onnodig lijden te voorkomen; twee zaken die voortkomen uit diepe liefde voor je paard.

Euthanasie is altijd de beste oplossing voor zieke dieren

Terwijl euthanasie in veel gevallen de meest ethisch verantwoorde keuze is, zijn er ook situaties denkbaar waarin andere behandelopties of palliatieve zorg een beter alternatief kunnen bieden. Een paard met artrose kan bijvoorbeeld baat hebben bij een combinatie van pijnstillers, fysiotherapie en aangepaste hoefverzorging. Deze behandelingen kunnen de pijn aanzienlijk verminderen en de mobiliteit van het paard verbeteren, waardoor het dier mogelijk nog lange tijd een aanvaardbare kwaliteit van leven kan behouden.

Alle dierenartsen zijn altijd bereid om euthanasie uit te voeren

Nee hoor, niet alle dierenartsen zullen zonder meer instemmen met euthanasie. Verreweg de meesten zullen een paard alleen laten inslapen als zij ervan overtuigd zijn dat het in het belang van het dier is en dat er geen andere redelijke opties meer voorhanden zijn.

De dierenarts kan je dwingen om je paard in te laten slapen

Dit is een lastige. Dierenartsen zullen normaal gesproken altijd eerst alle behandelopties met je bespreken en je keuze om je paard al dan niet te laten euthanaseren respecteren. De uiteindelijke beslissing ligt immers bij jou, de eigenaar van het paard. Zonder jouw toestemming mag en kan een dierenarts je paard niet euthanaseren.

Er zijn echter situaties denkbaar waarin het, volgens de dierenarts, ethisch gezien onaanvaardbaar is om een paard nog langer te laten lijden. Hij kan dan de dierenbescherming inschakelen, die vervolgens, na uitgebreid overleg met de eigenaar, alsnog kan overgaan tot euthanasie. Bij pertinente weigering van de eigenaar kan de dierenbescherming uiteindelijk het paard in beslag nemen en laten inslapen. Uiteraard hebben we het hier over extreme gevallen die gelukkig maar weinig voorkomen

Euthanasie is goedkoop

Ook dit klopt niet. Het kan zelfs best prijzig zijn om je paard in te laten slapen. Dit is vooral zo als er voorafgaand aan de beslissing uitgebreide diagnostiek en overleg met de dierenarts nodig zijn. De kosten van de euthanasie zelf kunnen variëren en oplopen afhankelijk van de locatie, de complicaties en de gebruikte euthanasiemiddelen. De kosten van het afvoeren en eventueel cremeren van het lichaam komen daar nog eens bovenop.

IS SLACHTEN EEN VORM VAN EUTHANASIE?

Nee, dat is niet hetzelfde. Hoewel beide handelingen leiden tot het overlijden van een paard, is het belangrijk om het onderscheid tussen euthanasie en slachten te kennen en te erkennen. Euthanasie wordt uitgevoerd om verder lijden te voorkomen, terwijl slachten primair gericht is op voedselproductie; ook als de eigenaar van het paard een andere motivatie heeft om zijn paard te laten slachten.

Onze taal heeft zelfs in twee verschillende woorden voor het dode lichaam, afhankelijk van of het paard geslacht of geëuthanaseerd is. Na de slacht heet het een karkas, terwijl het na euthanasie kadaver wordt genoemd.

De wet- en regelgeving is verschillend voor beide praktijken. Een belangrijk verschil is dat euthanasie een vorm van bijzonder medisch handelen is. Het is daarom een taak voor de dierenarts en niemand anders, terwijl een paard geslacht wordt door een medewerker van het slachthuis, die geen specifieke opleiding heeft genoten anders dan een interne training van het slachthuis.

De slachtprocedure is ook totaal anders dan die van euthanasie. Bij slachten krijgt het paard een schietmasker op waarmee een pin in de hersenen wordt geschoten. Het paard is hierdoor direct hersendood. Vervolgens wordt er een halssnede gemaakt om het lichaam leeg te laten bloeden.

Een onderzoek uit 2010 vat het verschil tussen slacht en euthanasie heel ondubbelzinnig samen door euthanasie te definiëren als 'doden, uitsluitend in het belang van het dier' [1].

De meeste slachthuizen hebben een aparte ruimte voor het slachten van paarden, waar je als eigenaar ook afscheid kunt nemen en zelfs bij het slachten aanwezig kunt zijn.

---

1   Yeates, James. 2010. Ethical aspects of euthanasia of owned animals. *In Practice* 32(2): 70–73.

En als je euthanasie niet kan betalen?

Het is begrijpelijk dat de kosten voor euthanasie een grote impact kunnen hebben, vooral wanneer je ze niet zag aankomen. Sommige mensen brengen hun paard daarom naar de slager. Dat levert zelfs geld op in plaats van dat het geld kost. Toch kan het de moeite waard zijn om met je dierenarts te overleggen. Veel dierenartsen zijn bereid om in overleg naar een oplossing te zoeken. Misschien kunnen de kosten in termijnen worden betaald.

PALLIATIEVE ZORG

Je hebt net de term 'palliatieve zorg' voorbij zien komen. Dit is zorg die gericht is op het verbeteren of behouden van de kwaliteit van leven, voor paarden die lijden aan chronische, terminale of ernstig invaliderende aandoeningen en paarden die door hoge leeftijd met ernstig ongemak of pijn te maken krijgen.

In plaats van te focussen op genezing, ligt de nadruk op het verlichten van pijn en ongemak en het verbeteren van het algehele welzijn. Het doel is om complicaties, klinische verschijnselen, pijn en angst zo veel mogelijk te beheersen en te minimaliseren en het paard zo comfortabel mogelijk te laten zijn in zijn laatste levensfase. Palliatieve zorg kan een tijdelijk alternatief zijn voor euthanasie.

Doelstellingen van palliatieve zorg

Pijnmanagement

Het hoofddoel van palliatieve zorg is het beheersen van pijn. De dierenarts gebruikt hier pijnstillers, ontstekingsremmers en andere medicatie voor, die qua soort en dosering afgestemd zijn op de behoeften en aandoening van je paard.

In sommige gevallen is er plaats voor chirurgische ingrepen om de pijn beheersbaar te maken. Denk hierbij aan zenuw- of peessnedes (neurectomie resp. tenotomie). Wat ook met enige regelmaat gedaan wordt is het vastzetten van een gewricht (arthrodese) bij vergevorderde artrose. Bij ernstige botmisvormingen of gewrichtsproblemen die pijn en ongemak veroorzaken, kan een deel van het bot worden verwijderd (osteotomie).

Comfort

Naast pijnmanagement richt palliatieve zorg zich op het verhogen van het algehele welbevinden van het paard. Dit kan inhouden dat je zorgt voor een zachte, comfortabele plek om beschut te liggen. Massages en andere ondersteunende therapieën kunnen er voor zorgen dat het paard zich zo goed mogelijk voelt. Het gebruik van therapeutische hoefschoenen valt ook onder deze doelstelling.

Functionele mobiliteit

Ondersteunen van de mobiliteit is uiterst belangrijk, zelfs als het paard niet meer zo actief kan zijn zoals voorheen. Door middel van fysiotherapie, massages, laser- en hydrotherapie kan stijfheid en spieratrofie voorkomen of tot een minimum beperkt worden. Ook lichte beweging kan voor sommige stramme paarden een uitkomst zijn.

Voeding en vocht

Een goed voedingsplan is essentieel. Soms moet het dieet worden aangepast om te zorgen voor gemakkelijk verteerbaar voedsel dat rijk is aan essentiële voedingsstoffen. Ook is het belangrijk om ervoor te zorgen dat het paard voldoende vocht binnenkrijgt. Voor paarden met aandoeningen zoals hoefbevangenheid en voor oude paarden met gebitsproblemen of spieratrofie zijn voedingsaanpassingen een onmisbaar onderdeel van palliatieve zorg.

Emotioneel welzijn

Bij palliatieve zorg kijken we ook naar de emotionele behoeften van het paard. Het bieden van gezelschap, een rustige en vertrouwde omgeving en het vermijden van stress draagt allemaal bij aan emotioneel welzijn.

Evaluatie

Het regelmatig evalueren van de kwaliteit van leven van het paard is een belangrijk onderdeel van palliatieve zorg. Dit helpt bij het nemen van weloverwogen beslissingen over wanneer het misschien tijd is om alsnog over euthanasie na te denken.

"Liefde en zorg voor de ander is de essentie van menselijkheid."
— Desmond Tutu —

Het verhaal van Anna — Waarom ik heb gekozen voor euthanasie van Joppe

De beslissing om Joppe te laten inslapen was afschuwelijk. Hij was al meer dan twintig jaar mijn beste vriend, maar de laatste jaren ging zijn gezondheid steeds verder achteruit. Hij had PPID en was om de haverklap zwaar hoefbevangen. Ondanks allerlei behandelingen, speciale hoefverzorging, hoefschoenen en super uitgebalanceerde voeding, bleef zijn toestand verslechteren. Hij lag op het eind vaak en ik zag de pijn in zijn ogen. Het brak mijn hart om hem zo te zien.

Na veel gesprekken met mijn dierenarts en mijn hoefverzorger werd het duidelijk dat Joppe's prognose heel erg slecht was. Alles wat we deden bood slechts tijdelijke verlichting en de periodes van pijn werden steeds langer en heftiger. Zijn kwaliteit van leven holde achteruit. Hij kon niet meer zonder pijn bewegen, was totaal uitgeput en kon niet meer genieten van 'zijn' kudde. Dit was niet het leven dat ik voor hem wilde. We bespraken uitvoerig alle opties en uiteindelijk nam ik de afschuwelijke beslissing dat ik Joppe moest laten gaan.

De dag dat het gebeurde, was zó zwaar. Ik hield hem vast, fluisterde zachte woorden in zijn oor en beloofde hem dat hij snel vrij zou zijn van pijn. Met een gebroken hart nam ik afscheid, wetende dat dit de juiste keuze was voor hem. Ik heb nog steeds momenten van gemis en rouw, maar ik troost mezelf met de gedachte dat Joppe nu rust heeft.

Het proces van rouwverwerking is lang en moeilijk, maar ik weet dat ik de juiste keuze heb gemaakt. Joppe verdiende een waardig einde zonder lijden. Ik zal hem altijd herinneren als het prachtige, sterke en liefdevolle paard dat hij was en ik ben dankbaar voor de jaren die we samen hebben doorgebracht.

Ik deel mijn verhaal in de hoop dat anderen die voor dezelfde beslissing staan, zich minder alleen voelen en weten dat het goed is om het welzijn van je paard voorop te stellen. Zelfs als dat betekent dat je hem los moet laten.

Anna Raven

Het verhaal van Susan — De laatste week van Lotje

Nadat we eenmaal besloten hadden om Lotje te laten gaan, hebben we er een week voor uitgetrokken om afscheid van haar te nemen. Van een vrijdag tot een vrijdag. Pas halverwege de week, toen Lotje in rap tempo verslechterde, besefte ik dat het een week van palliatieve zorg was. Op het moment van beslissen om Lotje te laten gaan, had ik dat nog niet zo door.

Lotje, bijna 26 jaar, had PPID. Die ziekte kwam met ernstige hoefabcessen die haar de laatste vijf jaar van haar leven parten speelden. Ondanks de medicatie (pergolide) en een goede hoefverzorger die om de zes weken haar hoeven bekapte, was het afgelopen winter echt afzien. Als het linksachter was 'genezen', dan begon de ellende rechtsachter. Het ging maar door.

In januari en februari ging het nog redelijk, maar in maart werd alles anders. Ondanks dat de hoefschoenen, die ze 24/7 aanhad, haar een beetje verlichting gaven, 'voelde' ze anders. Lotje is altijd vrolijk geweest, zo'n blij paardje, maar nu kón ze niet meer. Ze was óp en verloor de moed om te vechten. Dat was het moment voor ons gezin om te beslissen haar te laten gaan.

Zoals gezegd trokken we er een week voor uit om afscheid van haar te nemen en zij van ons. Onze paarden leven altijd buiten en hebben een schuilstal die afgesloten kan worden. Ik merkte aan Lotje dat ze na het eten van haar slobber de stal niet meer uit wilde. Dus legden we een dik pak stro in de stal en lieten haar de keuze. Ze ging de stal alleen nog maar uit om met haar vriendinnen — onze andere twee paarden — naar de wei te gaan. Zo had ze toch nog een loopje.

Hoewel het weideseizoen nog niet begonnen was, gaven we haar die week wel die mogelijkheid. Zodra ze weer op stal stond, kwamen haar vriendinnen vaak om beurten bij haar. Ook zij namen afscheid. Dat was zo mooi om te zien.

In overleg met de dierenarts hebben we haar fenylbutazon (buut) gegeven. De laatste dagen stond ze op twee zakjes, wat haar redelijk door de dag hielp.

Deze laatste week van palliatieve zorg mocht ik veel thuis-werken van mijn werkgever. Dat was heel fijn. De camera stond continu aan zodat ik Lotje nauwlettend in de gaten kon houden; ook 's nachts. Toen ze stopte met drinken, ben ik haar water met appelsap gaan geven. Gelukkig is eten nooit een probleem geweest voor Lotje. De veelvraat ;-).

Elk moment dat het maar kon, was ik bij haar. Dat vonden we beiden fijn. Ik zat uren bij haar in de stal en luisterde naar haar gekauw op het hooi. Ik bleef naar haar kijken en vroeg me steeds af of het nog wel waardig was om haar tot vrijdag te laten wachten. Dat heeft ze gered.

Op een mooie, zonnige vrijdagmiddag heeft ze ons verlaten. Niet meer hier, maar voor altijd bij ons.

Susan Vellenga

PRAKTISCHE VOORBEREIDING EN AFHANDELING

HET BESLISPROCES

De beslissing om een paard, pony of ezel in te laten inslapen is zonder enige twijfel een van de zwaarste en meest emotionele die je als paardeneigenaar ooit zult moeten nemen. Het is een keuze die je heel zorgvuldig, respectvol en vooral in het belang van het paard moet overwegen.

Bij dit proces zul je meerdere factoren grondig moeten afwegen. Het gaat hierbij niet alleen om de gezondheid en het welzijn van je paard, de prognose van zijn aandoening en de behandelopties die er nog zijn, maar ook over jouw financiële en emotionele draagkracht. Om wat orde te scheppen in al deze zaken zullen we nu kijken naar de stappen die meestal worden genomen in het proces voorafgaand aan de beslissing een paard in te laten slapen.

Diagnose
De eerste stap is het (opnieuw) laten stellen van een diagnose door de dieren-arts. Dit kan een anamnese (vraaggesprek), lichamelijk onderzoek, beeldvorming (zoals röntgenfoto's of echografie), bloedonderzoek en andere laboratorium-onderzoeken omvatten. Op basis hiervan beoordeelt de dierenarts de aard, ernst en prognose van de aandoening en bespreekt mogelijke behandelopties.

Bij chronische aandoeningen zal je dierenarts je paard waarschijnlijk al langer kennen en de diagnose dus baseren op wat hij al eerder heeft vastgesteld. In het geval van acute problemen, zoals zware koliek of een ongeval, is er uiteraard geen tijd voor al deze stappen en zal de diagnose een stuk sneller gedaan worden.

Behandelplan

Op basis van de diagnose stelt de dierenarts een behandelplan voor. Dit kan variëren van medicatie en therapieën tot chirurgische ingrepen en langdurige revalidatie. Samen bespreek je de haalbaarheid van deze behandelingen, de kosten, tijdsinvestering en kans op succes. Het welzijn van het paard blijft hierbij centraal staan. Behandelingen die veel stress of pijn veroorzaken zonder redelijke kans op verbetering, zijn zeker niet altijd in het belang van je paard.

Kwaliteit van leven

Een van de belangrijkste overwegingen bij de beslissing om je paard al dan niet in te laten slapen, is de kwaliteit van leven. Dit laatste betekent vooral dat het paard pijnvrij moet kunnen bewegen, normaal kan eten en drinken en kan deelnemen aan sociale interacties met andere paarden. Chronische pijn, grote moeite met staan of lopen, ernstig gewichtsverlies en constante angst of stress, zijn sterke aanwijzingen dat de kwaliteit van leven aangetast is.

Second opinion

Het advies van de dierenarts is niet zaligmakend. Hij kan het ook mis hebben, te voortvarend of te afwachtend zijn. Bij twijfel kun je daarom altijd de mening van een andere dierenarts of behandelaar inwinnen. Denk hierbij aan je hoefverzorger of paardentandarts, een voedingsdeskundige of een fysiotherapeut. Hun perspectief kan je helpen om een completere en objectievere kijk op de situatie van je paard te krijgen en zorgt ervoor dat je alle opties hebt overwogen. Vertel je dierenarts wel dat je anderen om hun mening gaat vragen.

Emotionele en financiële overwegingen

Hoewel het moeilijk kan zijn om te erkennen, spelen emotionele en financiële overwegingen soms ook een grote rol in het beslisproces. Langdurige en intensieve zorg kan financieel zwaar of zelfs onhoudbaar zijn. Ook de emotionele belasting van de zorg voor een ernstig ziek paard kan groot zijn. Negeer dit niet en wees eerlijk over je mogelijkheden om voor je paard te blijven zorgen.

Als het niet goed mogelijk blijkt te zijn, kijk dan eerst naar andere opties dan euthanasie. Misschien ken je iemand die wél de tijd, emotionele afstand en financiele middelen heeft om, eventueel samen met jou, voor je paard te zorgen.

De uiteindelijke beslissing nemen

Als je alle opties en hun voor- en nadelen zorgvuldig hebt afgewogen en de conclusie is dat verdere zorg en behandeling niet meer in het belang van je paard is, komt het moment om de grote beslissing te nemen. Deze neem je zelf, eventueel in overleg met familie, vrienden of professionals. Denk bij professionals niet alleen aan je dierenarts of andere zorgverleners in de paardenwereld, maar ook aan zorgverleners die jóu kunnen helpen bij deze emotioneel zware beslissing.

Een dierenarts vertelt

"Hoewel het woord 'beslissing' suggereert dat het om een specifiek moment gaat, is het eigenlijk het resultaat van een langdurig proces. Dit proces begint vaak weken of zelfs maanden voordat de uiteindelijke beslissing wordt genomen. Het is heel normaal om tijdens dit proces te twijfelen en verschillende factoren een paar keer opnieuw af te wegen, zoals de kwaliteit van leven van je paard, de mate van pijn, het succes van behandelingen en de prognose. Een goede dierenarts zal altijd met je praten over deze zaken zonder je onder druk te zetten of te oordelen.

Soms weet je intuïtief wanneer het tijd is om afscheid te nemen, maar dat is niet voor iedereen altijd het geval. Beide situaties zijn normaal en geen van beide is beter dan de ander. Het blijft altijd een moeilijke beslissing en er zijn maar weinig mensen die voordat het moment daar is, 100% zeker weten dat ze het juiste doen.

Enige tijd na het afscheid, wanneer de emoties wat zijn bedaard, kun je vaak met een helderdere blik terugkijken. Het komt maar zelden voor dat mensen spijt hebben van hun beslissing. Sterker nog, veel mensen geven later aan dat ze, in het belang van hun paard, liever eerder de knoop hadden doorgehakt. Als dierenarts ben ik die mening wel vaker toegedaan."

Maak het concreet

Het meetbaar en concreet maken van het moment waarop de beslissing tot euthanasie gaat vallen, is niet populair bij veel paardeneigenaren. Het staat voor hen gelijk aan een kille en berekenende benadering van iets heel emotioneels. Toch is het belangrijk om het deel uit te laten maken van het proces. Juist omdat de emotie op een gegeven moment in de weg kan gaan staan voor wat aanvaardbaar is voor het paard.

Zeg bijvoorbeeld: 'Opereren bij koliek doe ik niet, tenzij de slaagkans volgens de kliniek boven de 80% ligt.' Een ander voorbeeld is om duidelijke afspraken met jezelf te maken over chronische pijn: 'Als mijn paard dagelijks zware pijnmedicatie nodig heeft en er geen uitzicht is op verbetering binnen zes maanden, dan is het afgelopen.'

Deze vooraf vastgelegde criteria helpen om in een emotioneel beladen moment een weloverwogen beslissing te kunnen nemen, waarbij het welzijn van het paard voorop blijft staan. Als de situatie zich dan voordoet, kun je uiteraard altijd nog kijken naar hoe het er op dat moment voorstaat.

Luisteren naar de kritiek van anderen

Het is jouw paard en jij neemt de beslissingen. Punt uit. Toch zullen er altijd mensen zijn die vanaf de zijlijn vriendelijk of minder vriendelijk commentaar geven op jouw beslissing of het uitblijven daarvan. De beste stuurlui staan aan wal hè? Waar bemoeien ze zich mee?

En toch kan het geen kwaad om hun mening mee te nemen in het proces waar jij nu inzit. Omstanders hebben namelijk per definitie een andere kijk op de situatie. Zij zien dingen die jij niet kunt of wilt zien. Er staat bij hen geen emotionele band in de weg. Bedenk je ook dat zij hun ongevraagde mening niet geven om jou te kwetsen of een rotgevoel te geven. Uitzonderingen daargelaten, hebben ook zij het belang van jouw paard voor ogen. De kunst is om hun woorden te filteren en eruit te halen wat ze feitelijk willen zeggen.

DE DIERENARTS KIEZEN

Het kiezen van de juiste dierenarts of dierenartsenpraktijk voor de euthanasie van een paard is een belangrijke stap. Hoewel je eigen dierenarts je paard en zijn medische geschiedenis goed kent, is het niet altijd vanzelfsprekend dat hij de aangewezen persoon is om je paard in te laten slapen. Uiteindelijk is het belangrijkste dat de procedure zo respectvol en stressvrij mogelijk verloopt voor zowel jou als je paard. Deze vragen kunnen je helpen de juiste keuze te maken:

Ervaring en expertise

Heeft de dierenarts ervaring met het uitvoeren van euthanasie bij paarden? Kan hij je alles goed uitleggen? Beantwoordt hij je vragen duidelijk en begeleidt hij je goed tijdens dit proces? Krijgt de dierenarts goed reviews op internet en sociale media?

Faciliteiten

Beschikt de praktijk over de juiste faciliteiten om de euthanasie op een veilige en ethisch verantwoorde manier uit te voeren? Is er voldoende ruimte voor het paard om comfortabel te liggen en te bewegen?

Ondersteuning

Biedt de dierenarts of de praktijk c.q. kliniek emotionele ondersteuning aan jou en je familie tijdens deze moeilijke periode? Is er een rustige en respectvolle omgeving beschikbaar om afscheid te nemen van je paard als het daar wordt ingeslapen? Helpen ze je met praktische zaken zoals het regelen van een crematie of verzekeringskwesties?

Kosten

Wat zijn de kosten van euthanasie bij deze praktijk? Zijn er extra kosten verbonden aan de eerder genoemde praktische hulp? Is er een mogelijkheid om in termijnen te betalen?

Je eigen gevoel

Voel je je comfortabel bij deze dierenarts en zijn team? Heb je vertrouwen in hun professionaliteit en expertise? Kun je open en eerlijk met hen communiceren over je wensen en zorgen?

Je kunt natuurlijk altijd contact opnemen met verschillende praktijken in jouw regio om informatie in te winnen en eventueel prijzen te vergelijken. Je kunt ook andere paardeneigenaren om aanbevelingen vragen. Zij kunnen waardevolle inzichten bieden op basis van hun eigen ervaringen.

Misschien overbodig om te zeggen, maar als je een goede relatie hebt met je huidige dierenarts en vertrouwen hebt in zijn competentie, is dat natuurlijk een enorm pluspunt.

DE PLAATS EN HET MOMENT KIEZEN

Om stress voor zowel je paard als jezelf tot een minimum te beperken, kun je bij een niet-acute euthanasie (zie p. 12) zowel het moment als de plaats bepalen waarop deze gaat plaatsvinden. Als dit niet bij jou aan huis is, maar bijvoorbeeld bij een pensionstal of in een gehuurde wei, overleg dan van tevoren goed met de stalhouder. Licht ook andere betrokkenen, zoals stalgenoten en medewerkers van het pension in over de geplande euthanasie. Zo voorkom je misverstanden en emotionele stress bij iedereen.

Wat betreft het moment, zijn maandag t/m donderdag het handigst. Dit komt omdat de ophaaldienst Rendac normaal gesproken alleen op weekdagen werkt en de eerstvolgende werkdag na de melding langskomt. Omdat een kadaver snel onaangenaam kan gaan ruiken, willen veel stalhouders liever geen euthanasie laten verrichten op vrijdag of zaterdag. Uiteraard maken zij voor een acute euthanasie wel een uitzondering. Als het 's zomers warmer is dan 28 graden, komt Rendac ook op zaterdag.

Als je paard op stal wordt ingeslapen, kies dan voor een moment aan het einde van de dag, als er minder mensen aanwezig zijn. Dit is voor jezelf en voor je paard rustiger en minder stressvol.

Over het weer heb je niet veel te zeggen, maar als het even mogelijk is, kies je een moment waarop de kans dat extreme hitte, kou of regen, het proces niet nodeloos onaangenamer maken dan het al is.

Als je paard niet bij je thuis wordt ingeslapen, zorg dan dat er iemand bij je is die jou achteraf naar huis kan rijden. Zelf gaan rijden terwijl je emotioneel overstuur bent is geen goed idee.

HET KIEZEN EN INRICHTEN VAN DE PLEK

Het kiezen van de beste plek om je paard in te laten slapen is een moeilijke en emotioneel beladen beslissing. Probeer toch de emotie niet in de weg te laten staan, zodat je de keuze in eerste instantie in het belang van je paard kunt nemen, zonder daarbij jezelf en praktische aspecten uit het oog te verliezen.

Als de euthanasie thuis, in het weiland of op stal gaat gebeuren, zijn er verschillende factoren om rekening mee te houden, om ervoor te zorgen dat dit proces zo rustig en waardig mogelijk verloopt voor zowel het paard als de betrokkenen. Hier zijn een aantal dingen om aan te denken bij het kiezen van de juiste plek en deze in te richten.

Een rustige en vertrouwde locatie
Kies bij voorkeur een rustige plek, weg van mensen, verkeer, andere dieren en afleidingen die stress kunnen veroorzaken. Met name honden kunnen je paard zenuwachtig maken. Vooral als je paard veel pijn heeft en zich kwetsbaar voelt, zal het een hond als roofdier kunnen zien; zelfs als het een hond is die het goed kent.

Als het moment bijna daar is, laat je je paard tot rust komen op de plek door het bijvoorbeeld daar te laten grazen of even rustig te laten staan voordat het allemaal begint.

Veiligheid
Zoek een plekje met een stabiele, zachte ondergrond, zoals gras of zand. Vermijd plekken met harde, gladde, hellende of ongelijke grond om verwondingen te voorkomen. Haal objecten, zoals scherpe stenen, weg. Hoewel je paard door het narcosemiddel geen pijn zal voelen als het op een harde bodem of een steen valt, kan dit voor jou en andere aanwezigen een naar gezicht zijn.

Er moet voldoende ruimte zijn voor het begeleid vallen. Vergeet niet dat een paard een paar honderd kilo weegt en geen controle meer heeft over zijn lichaam. De veiligheid van de dierenarts, eigenaar en andere aanwezige mensen moet gegarandeerd zijn

Toegankelijkheid

De plek moet gemakkelijk toegankelijk zijn voor de dierenarts en voor de vrachtwagen die het lichaam komt verwijderen. Als dit laatste niet mogelijk is, zorg er dan voor dat er een tractor bij kan komen.

Tip voor degene die met de tractor het lichaam gaat verplaatsen: sleep nooit aan het hoofd of een voorbeen, maar altijd aan het onderste achterbeen.

Privacy

Zorg voor privacy door de plek af te sluiten of af te schermen, zodat het allemaal zonder ongewenste onderbrekingen kan plaatsvinden. Beperk het aantal mensen dat aanwezig is tot degenen die echt betrokken willen zijn bij het afscheid nemen.

Euthanasie is geen spektakel voor nieuwsgierige toeschouwers. Met name op een grote pensionstal is het verstandig om iedereen van te voren in te lichten en te vragen om gepaste afstand te bewaren.

Dierenarts

Praat met je dierenarts over je plannen en vragen. Hij heeft veel ervaring en kan waardevol advies geven. De dierenarts kan ook zelf speciale wensen hebben over de locatie, waar je nog niet aan hebt gedacht.

Niets ligt vast. Als je van gedachten verandert over bepaalde keuzes die je hebt gemaakt, dan is je dierenarts als het goed is altijd bereid je daarin te volgen, mits dit niet het belang van je paard in de weg staat.

BETER NIET IN EEN STAL

Ruimte

Een stal biedt meestal te weinig ruimte voor het paard om veilig te gaan liggen. Dit kan leiden tot verwondingen als het paard valt of struikelt. Dit geldt ook voor voer- of waterbakken en andere objecten, die normaal gesproken geen probleem vormen.

Dierenarts

Het kan lastig of zelfs onmogelijk zijn voor de dierenarts om veilig en goed te werken in de kleine ruimte van een stal. Dit geldt vooral als jij en anderen die bij het afscheid zijn ook in de stal staan.

Stress

Hoewel de stal een vertrouwde omgeving kan zijn, kan de beperkte ruimte en de aanwezigheid van andere paarden extra stress en angst veroorzaken tijdens de euthanasie.

Toegankelijkheid

Na de euthanasie is het moeilijk om het lichaam van het paard uit de stal te halen, vooral als deze moeilijk of niet toegankelijk is voor voertuigen of grote apparaten.

KAN JE JE PAARD THUIS LATEN INSLAPEN ALS HET NU IN EEN KLINIEK STAAT?

Ja, het is mogelijk om je paard alsnog thuis te laten inslapen, zelfs als het al in een kliniek staat. Het is hierbij belangrijk dat je deze wens bespreekt met de behandelende dierenarts van de kliniek en je eigen dierenarts, als dit niet dezelfde persoon is. Zij kunnen je adviseren over de medische wenselijkheid en haalbaarheid en de beste manier om het paard naar huis te transporteren.

Zorg voor een veilig en comfortabel transportmiddel voor je paard. Dit kan betekenen dat je een gespecialiseerd bedrijf moet inschakelen dat ervaring heeft met het transporteren van zieke of oudere paarden.

Uiteraard moet je thuis de juiste faciliteiten hebben, zoals een rustige en veilige plek waar de euthanasie snel, pijnloos en stressvrij kan worden uitgevoerd. Zorg ervoor dat de plek toegankelijk is voor de dierenarts. Het afvoeren van het lichaam moet ook relatief eenvoudig kunnen gebeuren.

EN IN HET CREMATORIUM ZELF?

Ook dat is in sommige crematoria mogelijk. Er is dan een speciale inslaapruimte. Je paard wordt geëuthanaseerd door de dierenarts die verbonden is aan het crematorium of door je eigen dierenarts. Verderop gaan we dieper in op crematie.

WAT KOST EUTHANASIE?

Als je uitgaat van de meest gangbare methode van euthanasie, waarbij het paard geïnjecteerd wordt met verdovingsmiddelen, dan moet je rekening houden met een bedrag tussen de 150 en 300 euro, afhankelijk van de benodigde hoeveelheid van het middel. Spoedgevallen kunnen hogere tarieven met zich meebrengen. Als de euthanasie bij jou aan huis of op een pensionstal gebeurt, komen hier nog de gebruikelijke voorrijkosten bij.

Houd er rekening mee dat de prijzen kunnen variëren afhankelijk van de gekozen dierenartsenpraktijk, de locatie en de specifieke omstandigheden. Informeer van tevoren daarom altijd naar de exacte tarieven. Vraag om een gedetailleerde offerte, zodat je precies weet waarvoor je betaalt.

VALT EUTHANASIE ONDER DE PAARDENVERZEKERING?

Dit hangt af van de polisvoorwaarden van je verzekering. Paardenverzekeringen verschillen in dekkingsopties. Niet alle polissen dekken euthanasie of doen dit alleen onder bepaalde voorwaarden. Het is dus belangrijk om de polisvoorwaarden zorgvuldig te lezen. Sommige verzekeraars dekken euthanasie bijvoorbeeld alleen als het medisch noodzakelijk is en door een dierenarts wordt aanbevolen, terwijl andere maatschappijen mogelijk meer ruimte bieden.

Crematiekosten en de bijbehorende transportkosten zullen meestal onder een aparte dekking of aanvullende polis vallen.

Je verzekeringsmaatschappij kan vereisen dat je bepaalde documenten overlegt. Bijvoorbeeld een verklaring van de dierenarts die de medische noodzaak van de euthanasie bevestigt.

Hoe dan ook is het verstandig om direct contact op te nemen met je verzekeraar om te checken of euthanasie onder de dekking valt en onder welke voorwaarden. Doe dit vóór het overlijden om misverstanden te voorkomen. Zo kun je bepaalde keuzes maken zonder daarna voor nare financiële verrassingen komen te staan.

Net zoals je een brandend huis niet kunt verzekeren tegen brand, zal een verzekeraar je paard niet voor euthanasie verzekeren als het paard daar al op afstevent. Meestal geldt een wachttermijn van drie maanden, tenzij er sprake is van noodzakelijk euthanaseren ten gevolge van een acute ziekte (bijv. koliek), brand of ongeval.

WET- EN REGELGEVING

Er zijn met betrekking tot euthanasie strenge protocollen waar dierenartsen zich aan moeten houden. Het gaat in het kader van dit boek te ver om die allemaal uit te diepen. Je kunt ervan uitgaan dat je dierenarts de geldende wet- en regelgeving kent en naleeft.

Mocht je er toch meer over willen weten, dan kun daarvoor terecht je op de websites van de Nederlandse Voedsel- en Waren Autoriteit (NVWA) of, in België, het Federaal Agentschap voor de Veiligheid van de Voedselketen (FAVV).

Er zijn wel een paar wettelijke en administratieve zaken waar jij je als eigenaar aan moet houden. We zetten ze hier op een rijtje.

- Je bent verplicht om de dierenarts te informeren over alle relevante informatie over de gezondheid van je paard, evenals over eventuele eerdere behandelingen of medicatie.
- Als het tot euthanasie komt moet jij hier officieel toestemming voor geven.
- Na het overlijden van je paard, zorg je ervoor dat het lichaam op een verantwoorde wijze wordt afgevoerd. Later in dit hoofdstuk gaan we hier dieper op in.
- Als het paard verzekerd is, moet de verzekeraar op de hoogte worden gebracht van de euthanasie.
- Als je paard is geregistreerd bij een erkend stamboek, de Koninklijke Nederlandse Hippische Sportfederatie (KNHS) of de Belgische Confederatie van het Paard (HorseID), dien je deze organisatie op de hoogte stellen van de euthanasie en het paspoort binnen 30 dagen op te sturen. Dit is belangrijk voor de juiste administratieve afhandeling en om te voorkomen dat het paard ten onrechte als levend geregistreerd blijft staan of dat er ooit fraude gepleegd kan worden met het paspoort- of chipnummer. Als je paard geslacht wordt, regelt het slachthuis de administratieve afhandeling. Als je het paspoort terug wilt ontvangen, moet je dit aangeven als je het opstuurt. Vergeet niet te vermelden op welk adres je het ongeldig gemaakte paspoort wil ontvangen.
- Tot slot moet je je paard binnen zeven dagen afmelden via de website van de Rijksdienst voor Ondernemend Nederland (RVO).

De contactgegevens van de hier genoemde organisaties vind je op pagina 83.

HOE ZIT HET JURIDISCH ALS EEN PAARD NIET ALLEEN VAN JOU IS?

Als een paard meerdere eigenaren heeft, wordt de beslissing om het dier te laten euthanaseren juridisch en administratief iets ingewikkelder. Dit zijn de belangrijkste zaken om rekening mee te houden:

Toestemming van alle eigenaren

Alle eigenaren moeten akkoord gaan met de beslissing om het paard te laten euthanaseren. Dit betekent dat er een gezamenlijke beslissing moet worden genomen. Zonder toestemming van alle eigenaren kan de euthanasie juridisch problematisch zijn en kunnen er geschillen ontstaan.

Controleer de eigendomsovereenkomst of andere contracten die tussen jou en de andere eigenaren zijn opgesteld. Deze documenten kunnen specifieke bepalingen bevatten over hoe beslissingen, zoals euthanasie, genomen moeten worden en wat te doen in geval van onenigheid.

Het is verstandig om schriftelijke instemming van alle eigenaren te hebben. Dit kan in de vorm van een ondertekende verklaring waarin wordt vermeld dat alle partijen akkoord gaan met de euthanasie van het paard. Dit document kan later dienen als bewijs dat de beslissing gezamenlijk is genomen.

Dierenarts

Informeer de dierenarts over de mede-eigendom en zorg ervoor dat hij ook een schriftelijke bevestiging krijgt van de instemming van alle eigenaren. Dit voorkomt juridische problemen voor de dierenarts zelf.

Kostenverdeling

Bespreek van tevoren met elkaar hoe de kosten voor de euthanasie de afvoer van het lichaam en eventuele crematie worden verdeeld. Dit kan conflicten achteraf voorkomen.

Verzekering
Als het paard verzekerd is, moeten alle eigenaren instemmen met het indienen van een claim. Controleer de polis om te zien of er specifieke vereisten zijn voor het indienen van een claim bij mede-eigendom.

BEHANDELING VAN HET LICHAAM

Na dat je paard is overleden, heeft zijn lichaam, net zoals toen hij nog leefde, zorg en respect nodig. En natuurlijk komen er ook hier praktische en financiële overwegingen bij kijken.

Het begraven van een paard op eigen terrein is verboden in Nederland en België. Dit heeft vooral te maken met het risico voor de volksgezondheid. Paardenkadavers kunnen schadelijke bacteriën en virussen bevatten die de grond en het water nog tientallen jaren kunnen verontreinigen, wat een gevaar kan vormen voor mens en dier.

Crematie

Er zijn in Nederland en Vlaanderen verschillende paardencrematoria. Naast de crematie zelf bieden ze meestal allerlei aanvullende diensten aan. Zo kunnen ze je paard ophalen, gesteld dat dit in zijn situatie nog mogelijk is en dit geen extra lijden oplevert. Uiteraard kun je ook zelf je paard brengen of dit door een diertransportbedrijf laten doen.

Vervolgens zal je paard ingeslapen worden in de euthanasieruimte of het weiland van het crematorium. Je kunt ervoor kiezen om dat door je eigen dierenarts te laten doen of door de dierenarts die aan het crematorium verbonden is.

De meeste crematoria hebben een afscheidsruimte waar je rustig een laatste moment met je overleden paard kunt doorbrengen.

Als je paard al bij jou thuis of in het pension is ingeslapen, kan het crematorium zijn lichaam ook ophalen, of je laat dit doen door een transporteur. Je mag het ook zelf doen, maar dit is behoorlijk omslachtig en misschien nodeloos emotioneel belastend.

Regel het transport van je paard, of dit nu voor of na euthanasie is, van tevoren. Dit scheelt je een hoop gedoe op het moment dat je hoofd er het minste naar staat.

Na de euthanasie en het afscheid of na de aanlevering, gaat het lichaam van je paard naar de crematieruimte. Daar is een speciale oven die is ingericht om grote kadavers te verwerken. Een crematie duurt ongeveer vijf uur. Voor pony's en ezels is dat wat korter; voor grote paarden wat langer.

Als je een erg groot paard hebt, zoals een Shire of een trekpaard, doe je er goed aan om te informeren of het crematorium van jouw keuze wel een oven heeft die dit aankan. Dit is namelijk niet altijd het geval.

Als je wilt, kun je bij de meeste crematoria tot het eind aanwezig blijven. Dus zelfs tot aan het sluiten van de deur van de oven. Sommige mensen vinden het een prettig idee om zelf op de knop te drukken die het proces in werking zet.

Je kunt als laatste afscheid een foto, een brief of een bloem op het lichaam van je paard leggen.

De as die overblijft kun je in een urn toegestuurd krijgen zodat je deze kunt uitstrooien. Er zijn crematoria die een uitstrooiweide hebben waar je dit kunt doen. Je kunt de urn met de as ook bewaren of begraven, al dan niet op een dierenbegraafplaats.

Een andere optie is om een symbolisch beetje as mee te nemen. Je kunt dit bewaren of laten verwerken in een sieraad. Tegenwoordig is het zelfs mogelijk om de as tot een diamantje te laten persen.

Niet elk crematorium biedt al deze diensten. Informeer jezelf dus goed van tevoren.

Kosten

De kosten van de crematie van een paard zijn opgebouwd uit verschillende posten. De daadwerkelijke crematiekosten zijn afhankelijk van het gewicht en de schofthoogte van het paard en liggen tussen de 400 en 1700 euro. Hier komen vervoerkosten bij als je paard naar het crematorium gebracht moet worden.

De meeste crematoria rekenen ongeveer 75 euro voor het gebruik van de afscheidsruimte. Het laten uitstrooien van de as op de uitstrooiweide kost rond de 50 euro. Het laten opsturen van de as, kost ook circa 50 euro.

Let op: de kosten voor de euthanasie zelf, uitgevoerd door de dierenarts die verbonden is aan het crematorium, zijn niet in dit overzicht meegenomen.

Destructie

Je kunt het lichaam van je paard bij Rendac telefonisch ter destructie aanbieden. Je moet dit binnen 24 uur na het overlijden doen. De telefoonnummers vind je op pagina 88.

Online melden kan ook. In Vlaanderen kan dit eenvoudig via de site die je eveneens op pagina 88 vindt. Rendac Nederland maakt het meldproces voor particulieren een tikje te ingewikkeld. Bellen is dan dus handiger.

Rendac zal je om de diercode vragen. Voor een paard is dit code 51, voor een veulen 52 en voor een pony 53. Als je stalhouder een relatienummer bij Rendac heeft, geef je dit ook door. Tenslotte wil Rendac het chipnummer weten. Dit staat in het paspoort. Na deze melding wordt het lichaam de eerstvolgende werkdag tussen zes uur 's ochtends en half elf 's avonds opgehaald.

Rendac heeft zowel een individuele als een reguliere ophaaldienst. Bij de individuele dienst wordt het lichaam opgehaald met een trailer die ingericht is voor veilig en hygiënisch transport. Dit kan vanuit de wei of de ingang van de stal gedaan worden. De kosten hiervoor bedragen circa 560 euro (650 in België). De reguliere ophaaldienst gebeurt met een vrachtwagen met grijpkraan die een vooraf geplande route rijdt. Er zijn een paar praktische zaken waar je rekening mee moet houden:

- Het lichaam moet vanaf zes uur 's morgens klaarliggen op de laadplek die je hebt doorgegeven.
- Het moet met een zeil afgedekt zijn, zodat het niet zichtbaar of bereikbaar is voor mens of dier (vogels, ratten, honden en katten). Het zeil moet verzwaard zijn tegen wegwaaien, maar ook eenvoudig te verwijderen door de chauffeur.
- De laadplek moet aan de verharde openbare weg zijn, tenzij je pensionhouder een erflaadcontract heeft.
- Om sanitaire redenen moet het zo ver mogelijk verwijderd liggen van stallen en andere plaatsen waar vee wordt gehouden.
- Het lichaam moet binnen het bereik van de laadkraan liggen, dus niet onder een boom of struiken of dicht bij een lantaarnpaal of verkeersbord. Rondom de laadplek moet ongeveer twee meter vrij zijn.
- De kraan is zes meter hoog. Let dus ook op elektriciteitsleidingen.

Misschien overbodig om te zeggen, maar overleg alles goed met je stalhouder, zodat hij weet dat en wanneer het lichaam opgehaald wordt. In alle consternatie zien sommige mensen dit belangrijke punt soms over het hoofd.

De kosten voor het ophalen van een paard bedragen ongeveer 50 euro
(170 euro in België). Voor een pony of veulen ligt het rond de 35 euro.
De tarieven worden jaarlijks bijgesteld. Op de site van Rendac vind je
een actueel overzicht.

Doneren aan de wetenschap

Je kunt het lichaam van je paard ook doneren ten behoeve van de wetenschap.
Het wordt dan ingezet voor practica bij de faculteit diergeneeskunde van respectievelijk de Universiteit Utrecht en Gent.

Autopsie

Er zijn gevallen denkbaar waarin je achteraf graag meer wilt weten over de aandoening waarvoor je paard is geëuthanaseerd. Dit kan met name het geval zijn
als de oorzaak onbekend is. Je kunt dan een klinische autopsie laten doen. Dit
gebeurt bij de Gezondheidsdienst voor Dieren in Deventer of de faculteit diergeneeskunde van de Universiteit Utrecht. In Vlaanderen zijn dit respectievelijk
Sciensano (voorheen CODA-CERVA) en de Universiteit Gent. Houd er rekening
mee dat hier enkele honderden euro's kosten aan verbonden zijn.

Het verhaal van Nancy — Ze is weer bij mij

Mijn knappe, sterke paard Kalusha kreeg koliek. Het was
al de derde keer in zeer korte tijd. De dierenarts kwam
langs en die zei dat het minder erg leek te zijn dan
de voorgaande keren. Helaas bleek dat niet zo te zijn.
Het was zelfs veel ernstiger.

Omdat de dierenarts zei dat hij haar nog te goed vond
om in te laten slapen, ben ik met haar naar de kliniek
gereden. Daar aangekomen werd mijn ergste nachtmerrie
werkelijkheid. Door een darmruptuur was Kalusha in shock
geraakt en acute euthanasie was nog de enige optie.

Ik mocht haar bij het euthanaseren niet vasthouden omdat
het risico dat ze mij zou verwonden bij het vallen te
groot was. Dat was het protocol in die kliniek. Toen
ik er weer bij mocht zijn, merkte ik dat ze nog hevige
pijn had. Ik heb letterlijk gesmeekt of ze haar zo snel
mogelijk wilden laten gaan. Gelukkig luisterden ze naar
me. Ook ik was in shock.

Toen kwam de vraag wat ik nu wilde. Autopsie, destructie
(Rendac) of cremeren. Oef, dat kwam even rauw op mijn
dak vallen. Kalusha was bij mij geboren en is bijna 25
geworden. Dit was dus waarschijnlijk een situatie die ik
nooit meer mee zou maken. Daarom koos ik voor cremeren.

De volgende vraag was ook heftig: of ik wilde dat
Kalusha opgebaard zou worden. Dat was natuurlijk ook
iets waar ik nog nooit over had nagedacht. Op zich
had ik niets met het overleden lichaam, maar mijn hart
was gebroken. Wat moest ik doen? Omdat het overlijden
zo plotseling was gekomen en de hele dag zo heftig en
traumatisch voor me was geweest, heb ik toch gekozen
voor opbaren.

Daar was het moment. Met knikkende knieën ging ik
naar binnen. Ik deed dit alléén, omdat ik tijdens
haar leven altijd alles alleen met haar en haar
Shet-maatje had gedaan.

En daar lag ze. Op een verhoging met een mooie blauwe
deken over haar heen. De deken was teruggeslagen waardoor de gouden rand ervan haar lichaam als het ware
omlijstte. De tranen stroomden over mijn wangen.

Op haar buik lag een rode roos. Er waren twee inktaf-
drukken van haar hoeven, mini hooibaaltjes en een plukje
haar van haar staart in een doosje om haar heen gelegd.

Er branden heel veel kaarsen op achterwand. Het was aangenaam donker, maar licht genoeg om haar goed te kunnen zien. Er klonk prachtige muziek terwijl mijn foto's en filmpjes achter haar op een scherm werden afgespeeld.

Ik ben anderhalf uur gebleven voor deze prachtige afscheidsceremonie. En hoewel haar lijf koud was, was dit zó waardevol en mooi om te doen. Het was heel rustgevend voor mij.

Ik heb haar nog een brief geschreven die samen met een bos roosjes na afloop met mijn maatje mee de oven in zijn gegaan.

Ook dit was natuurlijk een traumatische dag, maar dit laatste stukje heeft mij veel rust en een goed gevoel gegeven. Nog even knuffelen en haar bedanken voor alles, terwijl ze geen pijn meer had. Ik had op de dag van de euthanasie, voor mijn gevoel, geen afscheid kunnen nemen. Nu heb ik dat alsnog kunnen doen.

Ik kon haar as snel ophalen en die staat nu thuis, met een prachtig gedicht, het crematiecertificaat en één van de hoefafdrukken ingelijst. Daar heb ik ook stukjes van haar manen en staart, een afscheidsprentje en foto's van het opbaren bij gelegd. Op haar verjaardag heb ik er een kaarsje bij laten branden. Ze is weer bij mij.

Nancy Raats

EMOTIONELE VOORBEREIDING

HOE BEREID JE JE EMOTIONEEL VOOR?

Eerder in dit boek heb je gelezen dat het proces waarbij je de beslissing neemt om je paard in te laten slapen weken of zelfs maanden kan duren. De beslissing zelf is geen vast moment in de tijd. Hetzelfde geldt voor het emotionele proces waar het onlosmakelijk mee verweven is. De eerste emoties dienen zich al heel vroeg aan en vervolgens kan het een behoorlijk vlucht nemen. De euthanasie zelf is als het ware het hoogtepunt – of eigenlijk meer het dieptepunt – dat het definitieve karakter markeert; *the point of no return*. In het volgende hoofdstuk ga je lezen dat er zelfs zoiets als anticiperende rouw bestaat (p. 66).

Om toch te proberen dezer gordiaanse knoop een beetje te ontwarren, zullen we nu tamelijk nuchter kijken naar wat je kun doen om die eerste fase emotioneel zo goed mogelijk voor te bereiden en zo de impact een beetje te verkleinen .

Informatie verzamelen

Ook al klinkt het niet zozeer als emotionele voorbereiding, is de eerste stap toch om informatie in te winnen. Verdiep je goed in de procedure van euthanasie en alles wat erbij komt kijken. Praat met je dierenarts over wat je kunt verwachten en stel alle vragen die je hebt over de hele gang van zaken en alle opties die je hebt. Hierdoor krijg je – terecht – het gevoel dat je de boel onder controle hebt. Je zult als gevolg evenwichtiger zijn en daarom beter in staat zijn de emoties op te vangen en een plaats te geven. Als je het hele proces begrijpt, kan dat helpen om angst en onzekerheid te verminderen.

Emotionele steun zoeken

Om een nog breder beeld te krijgen van wat je kunt verwachten, is het een goed idee om de ervaringen te lezen of te horen van anderen die hun paard hebben laten inslapen. Naast dat zij je beschrijven hoe alles feitelijk verliep, zullen ze je ook kunnen vertellen welke impact de euthanasie op hen heeft gehad en hoe ze ermee om zijn gegaan. Je kunt hier troost uit putten, je minder eenzaam voelen in je verdriet en minder schuldgevoelens hebben. Vraag dus naar ervaringen. Dit hoeft niet alleen op stal te zijn, maar kan ook in allerlei facebookgroepen of op andere sociale media. De ervaringsverhalen in dit boek zijn je hopelijk ook tot steun.

Praat met familieleden, vrienden of andere paardeneigenaren die je kunnen steunen in deze moeilijke tijd. Praten over je gevoelens en zorgen, met mensen die je begrijpen en van je houden, kan een enorme opluchting zijn.

Professionele hulp

Schroom ook niet om professionele hulp te zoeken. Je bent niet de eerste of de enige en zeker niet de laatste die een professioneel steuntje in de rug nodig heeft als alles op even emotioneel op zijn kop staat. Er zijn rouwtherapeuten die gespecialiseerd zijn in het verlies van huisdieren. Zij kunnen je helpen om je gevoelens van verdriet, boosheid, schuldgevoelens en andere emoties te verwerken.

Je kunt ook aankloppen bij een reguliere therapeut die je kan helpen om de dieperliggende oorzaken van je verdriet en rouw te onderzoeken en te begrijpen. Een therapeut kan je strategieën leren die je kunt gebruiken om beter met het verlies om te gaan. Therapie kan vooral nuttig zijn als je merkt dat de emoties je dagelijkse leven te veel beïnvloeden.

De keuze voor professionele hulp is een persoonlijke beslissing. Er is geen goede of foute manier om verdrietig te zijn. Laat niemand je vertellen of jij wel of geen hulp van buitenaf moet inschakelen.

Afscheid nemen

Maak tijd vrij om afscheid te nemen van je paard. Gebruik die tijd om te knuffelen, uitgebreid te poetsen, te wandelen (als dat nog gaat) of gewoon door nog even 1-op-1 met hem samen te zijn. Praat tegen je paard en vertel hem wat je maar vertellen wilt. Of je nou gelooft of hij je begrijpt of niet. Als je je er sterk genoeg voor voelt kun je dit alles in een soort afscheidsritueel samenvoegen. Door het markeren van dit moment kun je het gevoel van verlies enigszins verzachten en heb je later iets heel intens om aan terug te denken.

Geef anderen die een speciale band met je paard hadden, zoals bijrijders en verzorgers, ook de tijd en de ruimte om op hun eigen manier afscheid te nemen van je paard. Dit is niet alleen fijn voor hén, maar het zal jou ook helpen om te zien hoeveel zij van je paard hebben gehouden. Houd hierbij wel je eigen emotionele grenzen in de gaten en die van je paard. Ook de lichamelijke belastbaarheid van je paard gaat voor. Je paard mag bijvoorbeeld geen pijn lijden door nog een laatste wandeling te maken met vier verschillende mensen.

Vergeet niet om nog de laatste foto's of video's van je paard te maken. Misschien is dit ook het goede moment om een stukje van de manen of de staart af te knippen om te bewaren of later in een sieraad te laten verwerken.

Dierentolk

Er zijn mensen die geloven dat je, al dan niet met tussenkomst van iemand anders (een dierentolk), langs telepathische weg contact met je paard kunt leggen. Zij vertrouwen erop dat ze op die manier hun paard kunnen uitleggen wat er gebeurt en waarom. Of zij maken het afscheid iets lichter omdat hun paard hen zou 'vertellen' dat hij vrede heeft met de naderende dood. Ook het houden van contact met de 'ziel' van het paard na zijn dood, wordt genoemd als mogelijkheid.

Als jij je hierin herkent, staat niets je in de weg om deze benadering te proberen en te zien of het je kan helpen om in berusting afscheid te nemen van je paard.

Zelfzorg

Zorg goed voor jezelf tijdens deze moeilijke periode. Eet gezond en drink genoeg, beweeg en slaap voldoende. Doe ook dingen die je leuk vindt en die je helpen om te ontspannen. Hoe beter je fysiek in je vel zit, hoe beter je met alle emoties om kunt gaan, hoe rustiger en stabieler je voor je paard bent. Hier worden jullie allebei beter van.

WELKE EMOTIES KAN JE VERWACHTEN?

Verdriet, woede, onbegrip, machteloosheid. Dat zijn de emoties waar we als eerste aan denken bij verlies; of dit nu nog moet komen of al een feit is. Maar er zijn meer emoties en gevoelens die om de hoek kunnen komen kijken dan dat je in eerste instantie dacht. Naast het verdriet kan er bijvoorbeeld ook een gevoel van opluchting zijn, vooral als je paard al een tijd veel pijn had. Die opluchting kan dan op zijn beurt weer zorgen voor schuldgevoelens.

Omgaan met schuldgevoelens

Schuldgevoelens zijn een natuurlijke menselijke emotie, zeker wanneer we verantwoordelijk zijn voor het welzijn van een dier. Echter, de beslissing om een paard te laten inslapen, wanneer deze weloverwogen en met mede-dogen wordt genomen, is gebaseerd op diepe verantwoordelijkheid voor het dier.

Als je paard ondraaglijke pijn lijdt of een ernstige ziekte heeft zonder enig uitzicht op herstel, is inslapen de meest ethisch verantwoorde optie. Het doel is om verder lijden te voorkomen en het paard een vreedzaam levenseinde te bieden. In deze situaties is euthanasie een daad van liefde en mededogen, waar schuldgevoelens geen plaats hebben.

Angst en onzekerheid

Sommige mensen ervaren angstgevoelens door de onzekerheid over hoe ze nu verder moeten zonder hun paard. Als je paard een groot deel van je dagelijkse leven en identiteit vormt, kun je zelfs het gevoel hebben dat je bezig bent een deel van jezelf – je identiteit – te verliezen.

Je kunt het gevoel hebben dat anderen niet zien of begrijpen hoe groot en diep je verdriet is; vooral als die mensen niet dezelfde passie voor paarden hebben die jij wel hebt. Dit kan weer leiden tot gevoelens van eenzaamheid of angst daarvoor. In de aanloop naar euthanasie van je paard is het ook niet ongewoon dat je je opeens veel zorgen gaat maken over je andere dieren.

Positieve emoties

Het klinkt gek, maar tijdens de periode die voorafgaat aan het verlies van je paard kun je ook positieve emoties voelen. Laat deze ook toe. Ze zullen je helpen de negatieve emoties in perspectief te plaatsen en om emotioneel beter in balans te komen. Dit gaat je absoluut helpen om beter voorbereid te zijn op wat komen gaat.

Voorbeelden van dit soort positieve gevoelens zijn de dankbaarheid voor de tijd die jullie samen hebben doorgebracht, of bewondering voor de kracht en het karakter van je paard. Zijn moed en het doorzettingsvermogen bij het dragen van zijn pijn, kunnen je inspireren en kracht geven in deze moeilijke periode.

Een gevoel van voldoening is ook een emotie die je kunt hebben. Voel voldoening in de wetenschap dat je alles hebt gedaan wat binnen je mogelijkheden lag om tot het bittere einde voor je paard te zorgen. Dit gevoel kan ook zeker helpen bij je voorbereiding op het verlies. En bij de rouwverwerking die je te wachten staat natuurlijk óók.

Van verbondenheid naar zingeving

Wie weet kun je de lijn verder doortrekken naar verbondenheid, inspiratie en zingeving. Het verlies van je paard kan je dichter bij andere mensen brengen, zoals familie, vrienden en andere paardeneigenaren die je nu steun bieden.

De ervaring en lessen die je hebt geleerd van je tijd met je paard, zowel toen alles nog goed ging als tijdens de laatste fase van zijn leven, kunnen je inspireren om andere aspecten van je leven eens onder de loep te nemen. Leer van jezelf hoe je blijkbaar met problemen en grote uitdagingen omgaat of hoe je zorg en liefde geeft aan anderen.

Tenslotte kan het ultieme zorgen voor je paard je een gevoel van zingeving hebben gegeven. Dit gevoel kan blijven bestaan en je helpen om andere relaties in je leven meer betekenis en diepgang te geven.

HOE BEREID JE JE KINDEREN VOOR?

Kinderen zullen vaak een heel andere kijk op de dood hebben dan jij. Zorg dat je ze goed begeleidt, zowel van tevoren als achteraf. Leg op een eenvoudige en begrijpelijke manier uit wat er gaat gebeuren en waarom dat is. Wees hier eerlijk in en maak de zaken niet mooier dan ze zijn. Je kunt zeggen dat het paard heel erg ziek is, niet meer beter kan worden en dat de dierenarts het gaat helpen zodat het geen pijn meer heeft.

Wat voor jonge kinderen geldt, kun je ook toepassen op volwassenen met een verstandelijke beperking, bijvoorbeeld als er op een zorgboerderij een paard, pony of ezel geëuthanaseerd moet worden.

Leg uit wat er gaat gebeuren

Iedereen wil begrijpen wat er gaat gebeuren. Kinderen zijn hier geen uitzondering op. Legt het proces uit op een manier die niet eng of verwarrend is. Zeg bijvoorbeeld:

"De dierenarts geeft Bella een prik waardoor ze heel slaperig en ontspannen wordt. Dan krijgt ze een tweede prik om haar in slaap te laten vallen. Als Bella slaapt, krijgt ze de laatste prik. Die zorgt dat haar hart stopt met kloppen.

Ze voelt hier helemaal niets van, omdat ze dan al heel diep slaapt door de eerste prik. Om het helemaal zeker te weten kijkt de dierenarts nog een keer extra goed of Bella wel echt overleden is. Als hij zegt dat dit zo is, dan weten wij het ook zeker. Bella heeft dan geen pijn meer."

Niet om de hete brij heendraaien

Noem de dingen bij hun naam en vermijd woorden zoals 'inslapen' of andere eufemismen. Ondanks je goede bedoelingen om zulke verzachtende termen te gebruiken, begrijpen kinderen zulke taalnuances pas vanaf ongeveer 9 jaar. De kans bestaat dat ze niet meer durven te gaan slapen uit angst nooit meer wakker te worden.

Het beste moment bestaat niet

Leg uit dat voor de mensen die van het paard houden het beste moment om te euthanaseren niet bestaat, omdat emotie zo'n grote rol speelt. Zeg dat het heel moeilijk is, maar dat je je emotie in het belang van het paard even aan de kant moet zetten, zonder te ontkennen dat die emotie er is en mag zijn; dat dit het dichts wat je bij het beste moment kunt komen.

Als het dan zover is

Afhankelijk van de leeftijd en de emotionele vaardigheden van je kinderen kun je hen ook aanwezig laten zijn bij (delen van) het euthanasieproces. Doe dit op een manier die zowel respectvol naar je paard als naar je kinderen is. Het moment waarop de dierenarts het paard begeleid laat vallen is waarschijnlijk iets te veel van het goede voor de meeste jonge kinderen.

Blijf bij je kinderen of zorg dat er een ander vertrouwd persoon, zoals een grootouder of een oudere broer of zus bij je kind is op momenten dat jij je helemaal op je paard moet richten.

Achteraf

Neem elke twijfel weg over of je paard echt dood is. Als je kinderen het emotioneel aankunnen, kun je hen het overleden paard laten aanraken. Laat hen voelen dat er geen ademhaling meer is en dat het paard niet meer beweegt.

Praat na deze heftige gebeurtenis met je kinderen over wat er is gebeurd. Beantwoord hun vragen en geef hen de ruimte om hun gevoelens te uiten. Benadruk nogmaals dat alle emoties er mogen zijn en dat dit zelfs erg belangrijk is.

Verberg je eigen gevoelens niet. Het is voor kinderen verwarrend om hun ouders tegen een emotie te zien vechten. Als ouders hun emoties laten zien, geven ze een voorbeeld van hoe je op een gezonde manier met verdriet en verlies omgaat. Dat helpt kinderen niet alleen om door deze verdrietige periode heen te komen, maar ook later in hun leven zullen ze hier de vruchten van plukken.

Het verwijderen van het lichaam

Ook hierover kun je maar het beste heel eerlijk en feitelijk zijn. Als dit door Rendac gebeurt, is het niet aan te raden kinderen hier getuige van te laten zijn. Het is en het blijft een confronterend beeld dat waarschijnlijk sterk en langdurig in hun geheugen zal blijven hangen. De kans dat het de plek inneemt van mooie herinneringen is onaanvaardbaar groot.

Als je paard gecremeerd wordt, doe je er juist wel goed aan om je kinderen hierbij te betrekken. Ook hier geldt: wees open en eerlijk, leg uit wat er gaat gebeuren en focus op het mooie en waardige afscheid.

MOET JE ER WEL BIJ BLIJVEN?

Iedereen is anders. De ene paardeneigenaar wil er graag van het begin tot het eind bij blijven, terwijl een ander liever afscheid neemt als het paard al ligt. Er zijn ook mensen voor wie het allemaal te heftig is en die niet bij het laatste moment van hun paard willen of kunnen zijn, of ze zijn bang dat hun sterke emotionele reactie hun paard onrustig zal maken.

Euthanasie is een gebeurtenis die je per definitie niet kunt overdoen. Zorg daarom, wat je keuze ook is, dat je heel zeker weet dat dit is hoe je het wilt doen. Zonder te willen pushen: neem nog eens in overweging dat je met je aanwezigheid je paard troost kunt bieden en ervoor zorgen dat het op een liefdevolle manier zijn laatste momenten doorbrengt. Dit kan ook voor jou een gevoel van afsluiting geven en helpen bij het verwerken van je emoties, wat belangrijk kan zijn voor je rouwverwerking.

Kun je het echt niet aan, dan zou je misschien nog kunnen vragen of er iemand anders in jouw plaats bij wil zijn. Een goede vriend of vriendin, je partner of een professional, zoals je rij-instructeur, die je paard goed kent.

Laten we het voor de zekerheid nog eens onderstrepen: of je bij de euthanasie van je paard aanwezig wilt zijn, is een persoonlijke keuze. Niemand kan je vertellen wat de juiste of foute manier is. Ook dit boek niet.

BEGRIJPEN PAARDEN DAT ZE WORDEN INGESLAPEN?

Het moment waarop je de moeilijke beslissing moet nemen om je geliefde paard te laten inslapen, is ongetwijfeld een van de meest hartverscheurende ervaringen die je als paardenmens kan meemaken. Naast het intense verdriet, komen er onvermijdelijk vragen naar boven. Begrijpt mijn paard wat er gebeurt? En als dat zo is, moet ik me schuldig voelen over deze keuze?

De complexiteit van dierlijk 'begrijpen'

Het concept van 'begrijpen' is ingewikkeld, zeker als we het hebben over dieren. Paarden zijn, net als veel andere niet-menselijke dieren, intuïtieve wezens die signalen en emoties van andere diersoorten, met name mensen, goed kunnen oppikken. Door jarenlange interactie met mensen hebben ze geleerd om patronen, afwijkingen en overeenkomsten in ons gedrag te herkennen.

De laatste nieuwe ervaring

Paarden kunnen merken dat er iets aan de hand is. Vooral als ze pijn hebben of ziek zijn, zijn paarden – net als andere prooidieren – een stuk scherper op veranderingen in het gedrag van andere dieren; dus ook van ons. Dit betekent echter niet per se dat ze precies begrijpen wat er gebeurt als ze worden ingeslapen. Verwar hun verhoogde alertheid, die soms zelfs op achterdocht kan lijken, niet met inherent begrip van de situatie. Vergeet niet dat paarden leren door ervaringen en dat euthanasie iets is wat ze nooit eerder hebben ervaren.

Ander bewustzijn

Paarden hebben een ander soort bewustzijn dan mensen. Ofwel begrijpen zij het concept van de dood niet zoals wij dat doen, ofwel is hun 'visie' daarop zo totaal anders, dat wíj het zijn die ons niet kunnen voorstellen wat de dood voor hen betekent. In beide gevallen is er geen directe vertaling of vergelijking mogelijk tussen onze twee belevingswerelden. Deze onvergelijkbaarheid staat een objectief antwoord op de vraag of paarden begrijpen dat ze worden ingeslapen in de weg.

Rust

Wat paarden wel kunnen aanvoelen, is de kalmte of spanning van de mensen om hen heen. Daarom is het belangrijk om tijdens het euthanasieproces kalm en rustig te blijven. Zo voorkom je onnodige stress bij je paard. Is dit je niet gelukt op die zwarte dag, realiseer je dan dat je ook maar een mens bent. Niemand is perfect en je verdriet was te groot.

Gedrag en reacties: geen eenduidige interpretatie

Sommige paarden die ernstig ziek of gewond zijn, tonen een gevoel van verlichting bij de komst van de dierenarts. Dit kan komen door associatie. Ze hebben geleerd dat de dierenarts pijnverlichting kan bieden. Andere paarden associëren de dierenarts juist met pijn en angst, wat resulteert in onrust en verwarring. Beide reacties zou je ten onrechte kunnen interpreteren als begrip van de naderende dood.

Het verhaal van Régis — Mijn laatste uren samen met Theolâne

Theolâne is 36 geworden. Aan het eind was hij gewoon op. Ik merkte dat hij steeds minder energie had. Zijn gewrichten waren stram en pijnlijk door de artrose en hij had veel moeite met opstaan en lopen. Ondanks de beste zorg van de dierenarts werd zijn situatie alleen maar erger. Het deed me pijn aan mijn hart om te zien hoe mijn actieve, eigenwijze en nieuwsgierige Theo veranderde in een oud beestje dat steeds meer tijd alleen, weg van de andere ezels doorbracht. Toen we hem op een ochtend niet meer in de benen kregen en hij me wanhopig aankeek, wist ik dat het klaar was.

Veel tijd om me echt voor te bereiden op wat komen ging, had ik niet. De dierenarts zou aan het eind van de middag komen voor het spuitje. Aan de andere kant wist ik natuurlijk al een paar jaar dat mijn Theolâne niet het eeuwige leven had. Ik had dit moment in mijn hoofd daarom al vaak geoefend.

Hij lag op een dikke laag zacht hooi, beschut tegen de wind en ik zat bij hem. De hele dag. Ik heb eindeloos tegen hem gepraat, alles gezegd wat ik nog wilde zeggen. Ik wreef met mijn vingers langs zijn prachtige oren. Mijn handen legde ik tegen zijn flanken om zijn ademhaling goed te voelen. Ik sloeg af en toe mijn armen om zijn nek heen voor een stevige ezelknuffel. Als hij maar zou weten dat hij veilig bij me was en hoeveel ik van hem hield.

Het is misschien gek, maar ik heb mijn hoefverzorger gevraagd om langs te komen. Die kende hem als geen ander na 12 jaar bekappen. Jaren met hoogte- en dieptepunten, periodes van ernstige hoefbevangenheid en abcessen en vele waardevolle lessen over het bijzondere karakter van ezels. Samen hebben we herinneringen opgehaald en een traantje gelaten. Dat deed me enorm veel goed.

Toen het moment daar was en ik Theo echt moest laten gaan, heb ik mijn handen over zijn ogen gelegd, alsof ik niet wilde dat het de spuit was die hem in slaap bracht, maar ík.

Dat is misschien raar, maar het voelde goed. Mijn eigen ogen deed ik ook dicht en ik zag dat hij zich nog een keer omdraaide en naar me keek. Toen galoppeerde hij weg, over de regenboogbrug.

Nu Theolâne er niet meer is, voel ik een ongelooflijk groot gemis. Ik mis zijn beeld in de wei, in de kudde. Ik mis zijn zachte ogen en zijn lieve briesje. Ik mis zelfs zijn oorverdovend harde gebalk dat hij te pas maar vooral te onpas liet horen. Maar ik ben ook dankbaar voor de 28 jaren die we samen hebben gehad. En ik troost me met de gedachte dat hij nu geen pijn meer heeft en op een mooie weide vol kruiden en bloemen in de ezelhemel graast. Daar loopt hij ongetwijfeld keihard te balken. Gewoon omdat hij dat leuk vindt.

Régis G.

Het verhaal van een dierenarts die haar eigen pony laat inslapen — En dan moet het gebeuren

Euthanasie is altijd emotioneel, ook voor mij als dierenarts wanneer ik het bij iemand moet uitvoeren. Ik herken de sterke band tussen eigenaar en paard zo goed. En nu, na 25 jaar samen, is het de beurt aan mijn eigen pony. Het dier dat me heeft zien opgroeien, dat mijn fouten heeft gezien en me daarvoor steeds heeft vergeven.

Ook voor mij heeft dit proces enkele weken geduurd. De knoop hakte ik door toen ik terugkwam van vakantie. Ik had hem een paar weken niet gezien en ineens drong het tot me door dat hij 'op' was, met een respectabele leeftijd van 35 jaar.

Zo veel gedeeld plezier, zoveel van hem geleerd, zo veel samen gedaan. Hij heeft me zien veranderen van een knuffelig ponymeisje, dat dacht dat strikjes in de manen ook iets voor het paard toevoegden, naar een serieuze professional met oog voor wat het paard nodig heeft. Daar gedijde onze vriendschap goed bij. De laatste jaren van samen rijden, was er geen zadel of bit meer nodig. Hij liep los met me mee wanneer hij van de ene

naar de andere wei moest, zelfs over de weg. Intens verbonden.
Maar nu staan lichamelijke problemen een goede kwaliteit van
leven in de weg: te veel artrose, te weinig tanden.
Nu het juiste moment nog vinden.

De zomer was voorbij, de herfst nog mild. Maar de winter zou
opnieuw koud en nat zijn, ondanks zijn schuilstal. Dit week-
end had ik vrij en er werd zon voorspeld: het juiste moment.
We gaan samen wandelen en hij mag overal eten. Ik borstel hem
en raak hem zoveel mogelijk aan op plaatsen waarvan ik weet
dat hij het fijn vindt. Ik bedank hem voor alles. Mijn dankbaarheid komt ook in tranen naar buiten. Ik kondig hem aan wat
ik ga doen; vraag hem als het ware om toestemming. Als ik voel
dat ik weer rustig word en hij bijna slaperig is, nodig ik hem
uit om mee te lopen naar de weg.

Ik zet de knop om van 'eigenaar' naar 'dierenarts'. Ik check
of ik alles heb klaarliggen en of mijn telefoon werkt. Ik wil
hulp in kunnen roepen mocht dat nodig zijn. Bij patiënten kan
ik meer afstand bewaren en weet ik dat ik de techniek in huis
heb om het dier met één spuit in te laten slapen. Bij mijn
eigen pony weet ik het niet zeker en dus zet ik voor de zekerheid een infuusnaald. Dit geeft me de tijd om het technische
deel van het emotionele te scheiden.

Ik bied hem nog een emmertje met gesneden appeltjes aan.
Hij neemt zijn laatste hap en ik haal diep adem. Als hij
valt, gaat dat niet zacht. Hij lijkt zelfs even van voren
omhoog te komen voordat hij omvalt. Eigenaren bereid ik
altijd voor, zodat ze weten dat een paard niet altijd rustig door de benen zakt. Voor mij is dat geen verrassing en
daarom schrik ik er niet van. Eenmaal op de grond houdt de
ademhaling al op. Als ik mijn stethoscoop op zijn hart leg,
klopt het nog heel zachtjes waarna het langzaam wegebt tot
het helemaal stil is.

Dag prachtig paard. Wat houd ik - ook 20 jaar na dato - nog
altijd heel veel van je.

Anoniem

ROUWVERWERKING

DE VIJF FASES VAN ROUW

Om de emoties die mensen ervaren bij een groot verlies te begrijpen en ermee om te gaan, hebben psychiater Elisabeth Kübler-Ross en psycholoog David Kessler vijf fases van rouwverwerking geïdentificeerd: ontkenning, woede, onderhandeling, depressie en acceptatie. Ze staan beschreven in het boek 'On Death and Dying' uit 1969.

Fase 1: Ontkenning
Dit is de eerste reactie op een groot verlies. In deze fase willen we de realiteit niet onder ogen zien. Het is een manier om onszelf te beschermen tegen de eerste, grote klap van het verlies. We ontkennen soms simpelweg dat een dierbare is overleden of dat we afscheid moeten nemen van iemand om wie we veel geven.

Fase 2: Woede
Naarmate de realiteit van het verlies duidelijker begint te worden, zullen de meeste mensen boosheid ervaren over het verlies, de situatie of het onrechtvaardige van wat er is gebeurd. Deze woede kan gericht zijn op zichzelf, de overledene, andere nabestaanden of zelfs op hogere machten of het noodlot.

Fase 3: Onderhandelen
In een poging om het verlies ongedaan te maken of de pijn ervan te verzachten, gaan we onderhandelen of proberen we deals te sluiten, vaak met een hogere macht of met onszelf. Sommige mensen doen bijvoorbeeld beloftes om hun gedrag te veranderen in ruil voor het terugkrijgen van wat ze verloren hebben.

Fase 4: Depressie

Wanneer de realiteit van het verlies volledig doorgedrongen is, komen intense gevoelens van verdriet, wanhoop en hopeloosheid ten tonele. In deze fase trekken we ons vaak terug van sociale contacten, verliezen we interesse in activiteiten die we vroeger leuk vonden en hebben we moeite met slapen of eten.

Fase 5: Aanvaarding

Dit is de laatste fase van rouw, waarin we het verlies langzaam maar zeker gaan accepteren en ermee leren leven. Dit betekent niet dat de pijn van het verlies verdwijnt, maar wel dat we een manier vinden om ermee om te gaan en ons leven weer oppakken.

Het is belangrijk om te benadrukken dat de vijf fases niet altijd in een vaste volgorde worden ervaren en dat mensen de fases op verschillende manieren en met verschillende intensiteiten kunnen doormaken. Sommige mensen kunnen alle fases doorlopen, terwijl anderen er maar een paar ervaren, in een andere volgorde, of deze op verschillende momenten opnieuw beleven.

ROUWVERWERKING NA HET VERLIES VAN JE PAARD

De wei staat leeg, het zadel hangt ongebruikt aan de muur en je hart doet pijn. Waar eens het gehinnik en getrappel van hoeven klonk, is de stilte nu oorverdovend. Je trouwe metgezel, je kameraad door dik en dun, is er niet meer. Het verlies van een paard is immens; een leegte die je diep raakt.

Hoewel je je emotioneel goed hebt voorbereid en misschien al een ingrijpende periode van anticiperende rouw hebt doorgemaakt (zie pag. 66), begint 'het grote rouwen' nu pas echt en in al zijn hevigheid.

Rouwen kost tijd

Ondanks al je moeite, aanpassingen, inzet van professionals, medicatie en therapieën, is het ondenkbare uiteindelijk onvermijdelijk gebleken. Je hebt de keuze moeten maken om je paard te laten gaan. Een hoofdstuk dat afgesloten wordt. Maar het boek is nog niet uit, want nu begint de rouwverwerking. Verdriet, woede, schuldgevoelens – alle emoties komen voorbij in het rouwproces. Geef jezelf de tijd en ruimte om te rouwen op een manier die voor jou goed voelt.

Integreren van verlies

Sommige mensen hebben het liever over 'integreren van verlies' dan over 'rouwverwerking' omdat het een bredere en meer holistische benadering van het omgaan met verlies beschrijft.

In plaats van te denken dat je je verdriet moet 'verwerken' en er vanaf moet komen, kun je ook kijken naar hoe je het een plek kunt geven in je leven. Het is een manier om de mooie herinneringen vast te houden en de liefde die je hebt gevoeld te koesteren. 'Integreren van verlies' is een positieve benadering, die erkent dat het verlies een onderdeel van je levensverhaal wordt.

Tips om met rouw om te gaan

Praat erover
Deel je verdriet met vrienden, familie, lotgenoten of een professionele therapeut. Praten kan helend zijn en je helpen om je gevoelens te ordenen.

Koester de herinneringen
Maak een fotoalbum, schrijf een gedicht of plant een boom ter nagedachtenis aan je paard. Of maak, als het einde van je paard nadert, met inkt een afdruk van zijn hoef op een stuk papier dat je in kunt lijsten. Eer de herinneringen op een manier die voor jou betekenisvol is. De mogelijkheden zijn eindeloos.

Herdenk je paard

Maak een plekje in de wei of in het bos waar je jouw paard kunt herdenken. Plaats er een foto, een mooie steen of een ander aandenken. Sommige mensen begraven een stukje hoef, een plukje van de manen of strooien de as uit van hun gecremeerde paard. Je kunt ook een sieraad laten maken van het haar of de as van je paard.

Zoek steun

Kom in contact met mensen die uit ervaring begrijpen wat je doormaakt. Deel je ervaringen en vind troost in gedeelde verhalen. Deel ook foto's van je paard. Het helpt echt als je van anderen hoort hoe lief je paardje eruitzag. Word lid van de facebookgroep 'Paardenhemel – Troost en Verbinding na Verlies'.

Zorg voor jezelf

Rouw kan een behoorlijke aanslag zijn op je lichamelijke en mentale gezondheid. Eet gezond, beweeg voldoende en neem rust. Sta jezelf ook kleine momentjes van geluk toe. Je mag vrolijk zijn als je een jong paard in de wei ziet. Het betekent niet dat je verdriet om jouw paard er minder door is.

Verschillende vormen van rouw

Rouw is een individuele ervaring die sterk kan variëren van persoon tot persoon. Sommige mensen vinden troost in het praten over hun gevoelens, terwijl anderen juist behoefte hebben aan tijd alleen. Het is belangrijk om te erkennen dat er geen 'juiste' manier van rouwen is. Sommige mensen kunnen snel weer hun dagelijkse routine oppakken, terwijl anderen langer de tijd nodig hebben om het verlies te verwerken. Het is belangrijk dat je jezelf toestaat om te rouwen op een manier die voor jou goed voelt, zonder je te laten beïnvloeden door verwachtingen van anderen.

Rouwverwerking kan lang duren

Het verlies van je paard kan een langdurige impact hebben en het is normaal dat het verdriet niet direct verdwijnt. Speciale data, zoals de verjaardag of de dag waarop je paard overleed, kunnen het verdriet weer naar boven brengen. Weet dat rouw een proces is dat tijd kost en zorg dat je jezelf toestaat om te rouwen, zelfs als anderen verwachten dat je je verdriet al hebt verwerkt.

"Toen mijn merrie Kelly overleed, stortte mijn wereld in", schreef Emma. "Twintig jaar waren we samen geweest. Het was onmogelijk om me een leven zonder haar voor te stellen. Maar door met andere paardenmensen, die mijn verdriet begrepen, te praten en mijn herinneringen te koesteren, kon ik langzaamaan weer verder gaan."

Impact op het dagelijks leven

Het verlies van een paard kan niet alleen emotioneel zwaar zijn, maar ook praktische uitdagingen met zich meebrengen. Het ritme van de dag kan veranderen, vooral als je gewend was veel tijd door te brengen met je paard of als je ervoor moest reizen. Taken op stal en op het weiland kunnen anders worden. Opeens hoef je geen hooi meer te weken voor je hoefbevangen paard of twee keer per dag een halve tablet pergolide aan je oudje met PPID te geven. Ook dat is confronterend.

Omgaan met schuldgevoelens

Het gebeurt vaak dat mensen die een paard verliezen, worstelen met gevoelens van schuld en zelfverwijt. Je kunt je schuldig voelen over de beslissingen die je hebt genomen of je afvragen of je meer of anders had kunnen doen voor je lieve paardje.

Het is heel normaal dat je deze gevoelens hebt, maar je het is ook belangrijk om je te realiseren dat ze vaak ongegrond zijn. Wat helpt, is om te praten over deze gevoelens en ze te delen met anderen, zodat ze niet blijven knagen aan je mentale gezondheid. Je kunt ook je dierenarts vragen om je nog eens te vertellen hoe hij je paard zag en wat hij van je beslissing tot euthanasie vindt.

Professionele hulp bij rouwverwerking

Soms kan rouw zo overweldigend zijn dat professionele hulp nodig is. Een therapeut die gespecialiseerd is in rouwverwerking kan waardevolle ondersteuning bieden en je helpen op een gezonde manier om te gaan met je emoties. Weet dat het zoeken naar professionele hulp geen teken van zwakte is maar juist van kracht en goed voor jezelf zorgen.

> *"Als je verdrietig bent, kijk dan opnieuw in je hart en zie dat je huilt*
> *om wat je vreugde bracht."*
> *— Lao Tse —*

ANTICIPERENDE ROUW

Het verlies van een dierbare – waaronder met nadruk ook een paard – kan een diepgaand gevoel van verdriet en verwarring met zich meebrengen. Je hebt aan het begin van dit hoofdstuk gelezen over de vijf fases van rouw die je door kunt gaan na het verlies van je paard.

Het verlies dat nog moet komen

Wat echter soms vergeten of onderschat wordt, is dat je dit proces, voorafgaand aan de euthanasie van je paard, al doorlopen hebt. Dit wordt anticiperende rouw genoemd, waarbij je rouwt om het verlies dat nog moet komen. Het is een complexe en emotioneel uitdagende tijd, maar het is ook een belangrijk onderdeel van het totale rouwproces. Het stelt je in staat om je voor te bereiden op het verlies; om al een beetje afscheid te nemen en om steun te zoeken bij anderen die hetzelfde doormaken.

Als je onlangs je paard, pony of ezel verloren hebt, helpt het misschien als je ziet dat je het voorwerk als het ware al hebt gedaan. Kijk eens terug naar hoe je door het eerste rouwproces heen bent gekomen en leer ervan of put er vertrouwen uit dat je het aankunt.

Sunny en Karel

Laten we, om de overeenkomsten te zien, het anticiperende rouwproces van Benthe en haar hoefbevangen paard Sunny naast het gewone rouwproces van Jolande leggen die haar pony Karel, met ernstige PPID, heeft moeten laten inslapen.

Fase 1: Ontkenning

In deze fase weiger je het verlies te accepteren, omdat het zo verschrikkelijk is om de realiteit van de situatie onder ogen te zien.

- Benthe kan niet accepteren dat Sunny geëuthanaseerd zou moet worden. Ze zegt: *"Dit kan niet waar zijn. Sunny is altijd kerngezond geweest. Dit moet een vergissing zijn."*
- Jolande heeft ook veel moeite om te aanvaarden dat Karel er echt niet meer is. Ze zegt: *"Ik kan gewoon niet geloven dat hij weg is. Elke ochtend voelt het alsof hij gewoon in de wei staat te wachten tot ik hem kom halen."*

Fase 2: Woede

Nadat de ontkenning langzaam vervaagt, komt er boosheid voor in de plaats. Je kunt woedend worden over het verlies en je steeds de vraag stellen waarom dit is gebeurd.

- Benthe: *"Waarom nou mijn paard? Dit is zo oneerlijk! Waarom moet juist Sunny deze rotziekte krijgen?"*
- Jolande: *"Dit heeft Karel niet verdiend. En ik ook niet! Het voelt alsof alles tegen me is; alsof het universum me gewoon wil zien lijden! Het is zo verdomd frustrerend!"*

Fase 3: Onderhandelen

In deze fase probeer je manieren te vinden om het aanstaande verlies te voorkomen of het feitelijke verlies te verzachten. Je gaat bijvoorbeeld onderhandelen met jezelf, met anderen, of zelfs met een hogere macht.

- Benthe probeert te onderhandelen met de dierenarts: *"Misschien kunnen we nog een alternatieve behandeling proberen? Ik wil alles doen om haar te redden. Alsjeblieft!"*

- Jolande onderhandelt met zichzelf over of ze het anders had kunnen doen om het verlies te voorkomen: *"Als ik de medicatie had opgehoogd, zou hij nu misschien nog steeds bij me zijn. Misschien had ik harder moeten vechten om hem te redden; harder moeten zoeken naar een oplossing. Aan de andere kant, heb ik toch alles op alles gezet?"*

Fase 4: Depressie

Wanneer onderhandelen niet langer effectief is, ontstaat er een gevoel van verdriet en hopeloosheid. Dit kan zelfs leiden tot depressie, waarin je je totaal overweldigd en verloren kunt voelen.

- Benthe: *"Ik ben zó verdrietig en machteloos. Hoe kan ik ooit zonder Sunny leven? Zij is alles voor me."*
- Jolande is uiteraard ook diepbedroefd na het verlies en heeft enorme moeite om te wennen aan het leven zonder Karel. Ze zegt: *"Ik voel me volkomen leeg en verloren zonder hem. Hij heeft echt een enorm gat in mijn leven achtergelaten. Ik heb geen idee hoe ik hier ooit weer uitkom."*

Fase 5: Aanvaarding

Uiteindelijk bereiken mensen een stadium waarin ze het verlies kunnen aanvaarden en beginnen te wennen aan de nieuwe realiteit. Als je in deze fase aankomt, betekent dit niet dat je het verlies vergeten bent of dat je er niet meer om rouwt. Het wil alleen zeggen dat je manieren hebt gevonden om ermee om te gaan en verder te gaan met je leven.

- Benthe komt tot het punt dat ze accepteert dat ze haar paard moet laten gaan. Ze zegt het zelfs hardop tegen Sunny: *"Het is heel erg moeilijk om afscheid van je te nemen, maar ik weet en begrijp dat het de beste oplossing is voor jou. Ik zal je altijd in mijn hart dragen, Sunny."*
- Ook Jolande bereikt deze fase: *"Hoewel het een van de moeilijkste beslissingen is die ik ooit gemaakt heb, begrijp ik dat het moment gekomen was om Karel te laten gaan. Ik koester de herinneringen aan onze tijd samen en troost me met het idee dat hij nu geen pijn meer heeft."*

Een pad van liefde en herinnering

Het is belangrijk om te onthouden dat iedereen dit proces op zijn eigen manier doormaakt. Er is geen juiste of verkeerde manier om te rouwen. Het is een persoonlijk proces dat tijd en geduld vergt. Het is een prima idee om hulp te zoeken en je gevoelens te delen met anderen. Het is een moeilijke reis, maar ook een pad van heling. En hoewel het erg moeilijk kan zijn, is het ook een pad van liefde en herinnering aan je paard, pony of ezel.

"Verlies is een deel van het leven. Door het volledig te ervaren, kunnen we leren om diepere vreugde en compassie te voelen."
— Pema Chödrön —

KUN JE SPIJT HEBBEN VAN DE BESLISSING?

Spijt is een negatieve emotie die ontstaat als men beseft of vermoedt dat anders handelen in het verleden een beter resultaat tot gevolg zou hebben gehad. Het is een beetje een open deur intrappen, maar volgens deze droge definitie kun je overal spijt van hebben. Ook van euthanasie dus.

Het laten beëindigen van het leven van je paard is een heel ingrijpende beslissing die gepaard gaat met sterke emoties. Zelfs als de beslissing op dat moment rationeel leek, kunnen er achteraf twijfels of spijtgevoelens ontstaan. Alleen worden die altijd gevoed door wijsheid achteraf. Zolang je je dat goed realiseert, is de kans dat spijt omslaat in zelfverwijt minimaal.

"Vanmorgen las ik weer een successtory op een pagina over hoefbevangenheid", schrijft Rob. "Meteen dacht ik: hoe kan het nou toch dat het zo slecht is afgelopen met mijn lieve Mingus, terwijl dit paard nog ernstiger bevangen was? Heb ik hem misschien toch te vroeg laten gaan?"

Wat moet ik met die spijtgevoelens aan?

Zoals gezegd zijn ze altijd gebaseerd op de kennis van nu. Als je nu pas op een nieuwe behandeling bent gestuit die je paard misschien had kunnen helpen, weet dan dat alles besloten ligt in de woorden 'nu pas'.

Misschien is je persoonlijke situatie in de tussentijd veranderd, waardoor je nu meer tijd of middelen hebt om voor een ziek paard te zorgen. Maar ja, dat was destijds nog niet het geval. Reken het jezelf niet aan.

"It's funny how you don't know what you've got, until it's gone", zong Joni Mitchell in 1970. En het is waar dat sommige mensen er nu pas achterkomen hoeveel sterker de emotionele band met hun paard was dan ze op dat moment beseften.

Voor deze drie en nog veel meer voorbeelden geldt simpelweg dat je het verleden niet kunt veranderen en dat je destijds hebt gedaan wat je het beste leek. Praat over deze gevoelens met vrienden, familie, je dierenarts of een therapeut. Deel je ervaring in de eerdergenoemde facebookgroep 'Paardenhemel – Troost en Verbinding na Verlies'. Vergeef jezelf en vraag eventueel in gedachten je overleden paard om vergeving.

WAT DOET EEN ROUWTHERAPEUT?

Een rouwtherapeut begeleidt mensen bij het verwerken van verlies. Dit kan het overlijden van een dierbare zijn, maar ook het verlies van een huisdier, een baan, een vriendschap of een liefdesrelatie.

Een rouwtherapeut biedt een emotioneel veilige omgeving waar je alles kunt zeggen over je verlies en de gevoelens die daarbij komen kijken. De therapeut helpt je om te gaan met de verschillende emoties die bij rouw horen, zoals verdriet, boosheid en schuldgevoelens. Je leert om betekenis te geven aan het verlies en om op een gezonde manier om te gaan te gaan met stress en verdriet, zodat je weer meer grip krijgt op je leven. De therapeut kan je zo nodig helpen om weer deel te gaan nemen aan sociale activiteiten en je dagelijkse routine op te pakken.

Wanneer kan therapie helpen?

Rouwtherapie kan nuttig zijn als je merkt dat je moeite hebt met het verwerken van je verlies. Dit kan zich uiten in verschillende klachten, zoals intens verdriet en gevoelens van eenzaamheid, slaapproblemen, vermoeidheid en concentratiestoornissen, lichamelijke klachten, verlies van interesse in dingen die je eerder leuk vond en moeite met het functioneren in het dagelijks leven.

Hoewel er in Nederland en België geen officiële titel of registratie bestaat voor 'rouwtherapeut' en iedereen zich rouwtherapeut kan noemen, ook zonder specifieke opleiding of ervaring, zijn er veel psychologen, psychotherapeuten en andere gekwalificeerde hulpverleners die zich specifiek hebben gericht op rouwverwerking. Informeer naar de opleiding en ervaring op het gebied van rouwverwerking van degene wiens hulp je inschakelt.

HOE GAAN ANDERE PAARDEN OM MET HET VERLIES VAN HUN KUDDEMAATJE?

Er is steeds meer wetenschappelijk onderzoek dat suggereert dat ook niet-menselijke dieren emoties als verdriet en verlies kunnen ervaren. Hoewel paarden niet op dezelfde manier als mensen rouwen, vertonen ze wel degelijk gedragingen of lichamelijke klachten die wijzen op een rouwproces.

Gedragsveranderingen

Paarden die een kuddegenoot verliezen, kunnen apathisch worden, minder eten of drinken, minder sociaal zijn en meer tijd alleen doorbrengen. Sommige paarden worden schrikachtig of zelfs agressief. Het tegenovergestelde gebeurt ook, waarbij ze juist aanhankelijker worden naar de overgebleven paarden of hun verzorgers.

Communicatie

De manier waarop paarden met elkaar communiceren kan ook veranderen. Ze kunnen minder hinniken, aan elkaar snuffelen of groomen. Sommige paarden maken juist vaker geluiden zoals hinniken of blazen, alsof ze op zoek zijn naar hun verloren maatje.

Lichamelijke klachten

Soms kunnen paarden medische klachten krijgen als gevolg van stress en verdriet. Denk hierbij aan zijn maagzweren of hoefbevangenheid. Chronische stress kan het immuunsysteem verzwakken, wat de capaciteit van het lichaam om ontstekingen en beschadigingen te herstellen kan verminderen.

Zorg en aandacht

Negeer of bagatelliseer deze veranderingen niet en geef de paarden extra zorg en aandacht tijdens deze periode van rouw. In het geval van medische klachten schakel je uiteraard een dierenarts in.

GEEF DE ANDERE PAARDEN GELEGENHEID AFSCHEID TE NEMEN

In aansluiting op wat we net zeiden over rouw bij paarden, is het een goed idee om hen de mogelijkheid te geven zich ervan te overtuigen dat hun kuddegenoot niet meer onder de levenden is. Paarden zijn immers sociale dieren die onderling een sterke band met elkaar kunnen hebben.

Door hen de kans te geven het dode paard te zien en te besnuffelen, help je hen te begrijpen dat hun vriendje er niet meer is. Hiermee kun je deels voorkomen dat ze vanuit stress en verwarring de gedragsveranderingen of lichamelijke klachten gaan vertonen waar je net over hebt gelezen.

Dit is hoe je het aanpakt

Breng je paarden naar het lichaam van het overleden paard of geef hen toegang tot die plek, zodat ze er op eigen initiatief heen kunnen gaan. De meeste paarden zullen het dode paard willen besnuffelen, in de neus blazen, eraan likken, zachtjes in het oor bijten of eromheen gaan staan. Dit kan een paar minuten duren tot een uur of langer, afhankelijk van de band die ze hadden.

Hou de situatie wel in de gaten, omdat het soms gebeurt dat een paard met zijn voorhoeven op het lichaam van het overleden paard gaat stampen of aan een been gaan trekken. Dit kan schade toebrengen. Je overleden paard heeft daar zelf natuurlijk geen last van, maar voor jou zal het een onaangenaam gezicht zijn.

Sommige paarden lijken totaal geen interesse te hebben in een dergelijk afscheid. Ze gunnen het dode lichaam geen blik waardig en grazen er vlakbij alsof er niets aan de hand is. Het kan natuurlijk goed zijn dat het ze echt niets doet, maar houd dit soort paarden de komende tijd toch in de gaten en let op hun gedrag en lichamelijke gezondheid.

Zodra de paarden klaar lijken te zijn met afscheid nemen, kun je het lichaam van het overleden paard verwijderen of afdekken als het al op de plek ligt waar het later opgehaald gaat worden. Zorg ervoor dat het verwijderen rustig en respectvol gebeurt, zodat de andere paarden niet onnodig gestrest raken.

ALS DE WEI OPEENS LEEG IS: ZO HELP JE JE VERDRIETIGE KIND

Het verlies van een huisdier is nooit makkelijk en voor kinderen kan de pijn van het afscheid van hun allerliefste paard of pony extra groot zijn. De unieke band tussen kinderen en paarden staat voor een grenzeloze loyaliteit, vertrouwen en zelfs zingeving in het leven. Het plotseling verbreken van die band als het dier overlijdt, laat een diepe leegte achter. Als ouder wil je je kind in deze moeilijke periode op elke mogelijke manier steunen in het rouwproces en hen helpen om te gaan met hun gevoelens van verdriet en verlies. Maar waar begin je?

Eerlijkheid en openheid

Kinderen hebben recht op eerlijke en begrijpelijke informatie over het verlies van hun paard of pony. Wees open over wat er is gebeurd. Gebruik eenvoudige en duidelijke taal die past bij de leeftijd en het begripsniveau van je kinderen. Wees bereid om hun vragen te beantwoorden en hun zorgen serieus te nemen. Door open te zijn, geef je je kinderen de kans om het verlies te begrijpen en te verwerken op hun eigen manier.

Als je je kinderen emotioneel goed hebt voorbereid, zoals beschreven op pagina 52, kun je nu verwijzen naar wat jullie toen al besproken hebben.

Luister naar hun gevoelens

Moedig je kinderen aan om over hun gevoelens te praten. Laat hen weten dat het heel normaal is om verdrietig, boos of verward te zijn. Luister actief naar wat ze te zeggen hebben en geef hen de ruimte om hun emoties te uiten. Dit kan hen helpen om zich begrepen en gesteund te voelen tijdens deze moeilijke tijd. Door naar je kinderen te luisteren, laat je zien dat hun gevoelens belangrijk zijn en dat je er voor hen bent, ongeacht wat ze doormaken.

Creëer een herdenkingsritueel

Help je kinderen om een speciaal ritueel of herdenking te creëren ter ere van hun maatje. Dit kan variëren van het maken van een fotoboek, het planten van een boom of bloemen in de tuin, tot het maken van een tekening of het schrijven van een brief aan hun paard of pony, waarin ze hun gevoelens uiten. Door een herdenkingsritueel te creëren, geef je je kinderen de kans om afscheid te nemen en hun paardje te eren op een manier die voor hen betekenisvol is.

Geef ruimte voor verdriet

Erken en respecteer de behoefte van je kinderen om te rouwen. Laat hen weten dat het goed is om te huilen, boos te zijn of zich terug te trekken als ze dat nodig hebben. Wees geduldig en begripvol terwijl ze hun eigen manier vinden om met hun verdriet om te gaan. Laat je kinderen weten dat je er voor hen bent en dat ze altijd bij je terechtkunnen als ze behoefte hebben aan steun of een luisterend oor.

Bied troost en steun

Bied troost en steun aan je kinderen door fysieke knuffels, woorden van medeleven en praktische hulp. Praat samen over de mooie herinneringen die ze aan hun vriendje hebben. Zo help je hen om zich gesteund en geliefd te voelen in deze verdrietige periode in hun leven.

Denk aan je eigen rouwproces

Het verlies van een paard kan het hele gezin raken. Maar ook het verdriet zien dat je kinderen doormaken, kan voor jou een zware emotionele ervaring zijn. Wees je ervan bewust dat kinderen vaak reageren op en spiegelen aan de emoties van hun ouders. Neem de tijd om je eigen rouwproces door te gaan.

Wees open over je gevoelens, maar zorg dat je je kinderen niet overbelast met je eigen verdriet. Zoek steun bij andere volwassenen of professionals, als dat nodig is. Door voor jezelf te zorgen, kun je er beter voor je kinderen zijn en hen de steun en begeleiding bieden die ze nu nodig hebben.

Zoek professionele hulp

Als je merkt dat je kinderen langdurig worstelen met hun emoties of moeite hebben om het verlies van hun geliefde dier te verwerken, aarzel dan niet om professionele hulp in te schakelen van een kinderpsycholoog of rouwtherapeut. Deze professionals kunnen je kinderen helpen om hun gevoelens te begrijpen en te verwerken op een manier die bij hun leeftijd en ontwikkeling past.

Liefde, verlies en veerkracht

Het verlies van een dier kan een belangrijke les zijn over liefde, verlies en veerkracht. Door je kinderen te ondersteunen en te begeleiden tijdens dit proces, help je hen niet alleen om het verlies van hun paard of pony te verwerken, maar ook om belangrijke emotionele vaardigheden te ontwikkelen voor de toekomst.

HET BESPREKEN VAN EUTHANASIE MET ANDEREN

Na het lezen van 76 pagina's over euthanasie zal het je ongetwijfeld duidelijk zijn geworden dat het geen onderwerp is dat je even zelf afhandelt. Vroeg of laat zul je er met anderen over moeten of willen praten. En dat is goed, omdat het heel ontlastend of zelfs bevrijdend kan zijn om je gevoelens te delen met iemand die naar je luistert.

Ten tweede kan een ander, of die nou hetzelfde heeft meegemaakt of niet, je een ander perspectief bieden op de situatie. Tenslotte kun je door over je verlies te praten, dit een beetje beter verwerken.

Tips om het gesprek aan te gaan

Kies de juiste persoon. Dit kan een goede vriend of vriendin, familielid, dierenarts, therapeut of iemand anders zijn die je vertrouwt en die naar je kan luisteren zonder te oordelen.

Kies een rustige plek uit voor het gesprek waar jullie niet gestoord worden en waar je je allebei op je gemak voelt. Vertel anderen dat jullie even 1-op-1 ongestoord willen praten. Samen wandelen en ondertussen praten, werkt vaak buitengewoon goed.

Begin zelf het gesprek door bijvoorbeeld te zeggen: "Ik heb een moeilijke beslissing moeten nemen en ik zou daar graag met jou over willen praten." Vertel je gesprekspartner ook waarom je hem of haar hebt gekozen.

Doe dit op een manier die niet onbedoeld manipulatief is. Zeg dus: "Ik hoop dat je naar me wilt luisteren en me misschien een beetje kunt helpen", in plaats van: "Je moet me helpen, anders kom ik er niet uit."

Wees open en eerlijk. Vertel over je gevoelens, je twijfels en de redenen waarom je tot deze beslissing bent gekomen. Blijf daarbij niet eindeloos hangen op één punt en probeer de ander ook niet te overtuigen van iets. Vertel gewoon hoe het ervoor staat en hoe jij de situatie ziet en beleeft.

Gebruik 'ik-boodschappen'. Zeg bijvoorbeeld: "Ik heb deze beslissing genomen omdat ik mijn paard niet onnodig wilde laten lijden", in plaats van: "Je snapt wel dat ik zo niet langer kon doorgaan met mijn paard", of: "De dierenarts zei dat het niet langer ethisch verantwoord was."

Luister naar de ander. Geef hem of haar de ruimte om te reageren en luister aandachtig naar wat hij of zij te zeggen heeft. Net zozeer als jij open over je gevoelens wilt kunnen zijn in dit gesprek, wil je gesprekspartner dat ook.

Omgaan met kritiek of onbegrip

Omdat het zo'n beladen onderwerp is, is het niet uitgesloten dat je toch op kritiek of onbegrip zult stuiten. Probeer zo goed en zo kwaad als het gaat het verschil te zien tussen opbouwende kritiek en waardeoordelen. Als je je bekritiseerd of ter verantwoording geroepen voelt, zeg dat dan op een vriendelijke, niet-beschuldigende manier en geef aan dat dit niet is wat je nu nodig hebt.

Accepteer ook dat niet iedereen het volledig met je eens zal zijn. Mensen die in hetzelfde schuitje zitten of hebben gezeten als jij, zullen een visie hebben die gekleurd is door hun eigen verdriet. Mensen die zelf geen paarden of andere huisdieren hebben, kunnen zich soms moeilijk voorstellen wat jouw paard voor je betekent. Probeer desalniettemin het positieve uit hun reactie te halen en laat de rest voor wat het is.

Het gesprek afsluiten

Zodra jij voelt dat je je verhaal hebt kunnen doen of als je genoeg positieve aan-knopingspunten hebt om weer verder te kunnen, sluit je het gesprek af. Je doet dit ook als het gesprek onverhoopt een wending heeft genomen die je verder geen goed doet. Sluit altijd positief af. Bedank de ander dat hij of zij de tijd heeft genomen om naar je te luisteren.

Het verhaal van Ylona — Waarom ik heb gekozen voor rouwtherapie na het overlijden van Jazzybel

Kort na het overlijden van mijn lieve Jazzybel heb ik ervoor gekozen om naar een rouwtherapeut te gaan. Door deze voor mij traumatische gebeurtenis, was ik bang in een diep, zwart gat te vallen en dit wilde ik uiteraard voorkomen. Ook was ik bang te willen vluchten voor de pijn. Door mijn werk als maatschappelijk werker wist ik een klein beetje wat mij te wachten zou kunnen staan, maar het was toch even spannend. Ik wist namelijk dat rouwtherapie mijn enorme verdriet en schuldgevoelens niet weg zou kunnen nemen. Daarnaast besefte ik dat wanneer een rouwproces niet goed doorlopen wordt, dit consequenties zou kunnen hebben voor mijn gezondheid.

De rouwtherapie laat mij bewust stilstaan bij het verdriet en gemis. Het is echt een moment voor mijzelf en die momenten zijn al heel schaars, omdat ik in het dagelijks leven voornamelijk voor anderen bezig ben. Inmiddels heb ik een aantal tools meegekregen om beter met het verlies, verdriet en de schuldgevoelens om te kunnen gaan. Er is bijvoorbeeld aandacht voor het slechte slapen en hoe dit verbeterd zou kunnen worden door een goede ademhaling. We bespreken mijn belemmerende gedachten en hoe ik anders naar de situatie kan leren kijken. Zo ontstaan er nieuwe inzichten voor mij.

Wekelijks krijg ik huiswerk mee, waarbij ik vragen moet beantwoorden. Zo kan ik dichter bij mijn intense gevoelens en gedachten komen. Dit geeft overzicht en vervolgens soms iets meer rust. Er zijn momenten dat ik als het ware overspoeld word door emoties, maar ik weet ook dat dit weer minder wordt en dan na verloop van tijd weer op kan duiken. Het zijn golfbewegingen en ook hieraan leer ik toe te geven in plaats van het weg te stoppen.

Een gouden tip van mijn therapeut is om in een notitieboekje gedachten en feiten rondom het verlies op te schrijven en een tijdlijn te maken van alle gebeurtenissen rondom Jazzybel. Intens verdriet betekent voor mij ook intense liefde.

Jazzybel was een ongelooflijk lief paard en door een tijdlijn
te gaan maken, zal dit nog eens bevestigd worden, omdat alle
herinneringen de revue passeren. Het is voor mij een eerbetoon
aan haar leven. Hoewel ik het moeilijk vind om hieraan te
beginnen, omdat het ook heel erg confronterend kan zijn, zal
het mij wel helpen om alles rondom het verlies te doorleven.
Mijn rouwtherapeut kan het zo mooi verwoorden als ze zegt:
"Het verlies verweven in je leven en ermee om leren gaan."

Ik deel mijn verhaal, omdat ik anderen wil meegeven dat het
goed kan zijn professionele hulp in te schakelen. Het overlijden van een dier kan zo veel impact hebben en dat wordt
niet door iedereen altijd goed begrepen. Ik ben heel erg
dankbaar voor alles wat Jazzybel mij heeft gegeven. Ik zal
haar nooit vergeten. Ze is verhuisd naar mijn hart. Ze is
bij mij geboren en gestorven. Ze mocht maar net twaalf
jaar worden.

Ylona Oosthoek

Het verhaal van rouwtherapeut Narriman — Over Sem en Luna

Dit is het verhaal van Sem, die haar geliefde paard Luna na 20 jaar verloor en nu worstelt met verdriet en schuldgevoelens. Luna werd ziek en Sem vond achteraf dat ze de signalen niet goed had opgepakt, ondanks dat ze alles had gedaan om Luna gezond te houden. Helaas ging het bergafwaarts met Luna's gezondheid en uiteindelijk adviseerde de dierenarts euthanasie. Voor Sem was het zwaar om deze beslissing snel te moeten nemen en het verlies was lange tijd niet te bevatten. Vooral het laatste moment, toen ze Luna moest laten gaan, was een traumatische ervaring.

Daar waar rouw is, was liefde

Sem sliep slecht, was moe, kon op gegeven moment op haar werk niet goed functioneren en kreeg depressieve klachten. Ze meldde zich ziek. In haar omgeving voelde ze zich niet door iedereen begrepen. Vaak kreeg ze het advies om een ander paard te nemen, maar voor Sem was Luna onvervangbaar. Luna was als een kind voor haar. Ze voelde zich vaak alleen met haar verdriet. Met mijn hulp als therapeut voor rouw- en verliesbegeleiding leerde Sem het verlies van haar paard onder ogen te zien, te rouwen en Luna anders 'vast te houden'. Luna zal altijd een onderdeel van haar leven blijven; nu in haar hart.

De eerste stap naar hulp

Tijdens de eerste sessie luisterde ik aandachtig naar Sem's verhaal. Ze vertelde hoe Luna haar beste vriendin was en hoe ze zich schuldig voelde omdat ze de tekenen van Luna's ziekte niet eerder had opgemerkt. Ik stelde verdiepende vragen en gaf Sem de opdracht om in een logboek haar ervaringen en inzichten op te schrijven. Dit hielp haar om structuur te brengen in haar gedachten en herinneringen vast te houden.

De aanpak

Als therapeut begon ik met het normaliseren van Sem's gevoelens. Ik legde uit dat schuldgevoelens een veelvoorkomend onderdeel zijn van rouw, vooral bij het verlies van huisdieren. Ik introduceerde verschillende technieken om Sem te helpen haar schuldgevoelens te verwerken en haar verdriet een plek te geven:

- **Cognitieve gedragstherapie (CGT)**: Ik gebruikte CGT om Sem te helpen haar negatieve gedachten uit te dagen en te herstructureren. We werkten samen om de irrationele overtuigingen over haar rol in Luna's ziekte te identificeren en te vervangen door meer realistische en ondersteunende gedachten.
- **Hartcoherentie**: Deze ademtherapie kon Sem helpen in het moment te blijven en haar emoties te accepteren zonder oordeel. Zo kon zij haar schuldgevoelens loslaten en haar verdriet op een gezonde manier toelaten.
- **Schrijftherapie**: Sem werd aangemoedigd om brieven aan Luna te schrijven waarin ze haar gevoelens van schuld, verdriet en liefde kon uiten. Dit proces hielp haar om haar emoties te verkennen en te begrijpen.
- **Creatieve therapie**: Door te schilderen, tekenen en boetseren kon Sem haar emoties, gedachten en ervaringen uiten die moeilijk onder woorden te brengen waren. Dit hielp haar om stress te verminderen en mentale rust te vinden.
- **Brain and body energie**: Dit is een vorm van EMDR (een traumaverwerkingstherapie) die traumatische prikkels die een sterke emotionele of fysieke reactie kunnen oproepen en die in ons brein en lichaam zijn opgeslagen, om te vormen. Sem was ervan overtuigd dat ze beter op had moeten letten en nog vaker had moeten controleren of Luna wel in orde was. Ze vond dat ze genoeg kennis in huis had om dit niet over het hoofd te zien. Deze en andere negatieve overtuigingen over zichzelf, over waar ze allemaal tekort in is geschoten in haar leven, heb ik met deze methodiek bij Sem kunnen omvormen.

De weg naar acceptatie

Na enkele maanden van therapie begon Sem veranderingen in zichzelf op te merken. Ze begon te begrijpen dat ze alles had gedaan voor Luna wat ze kon en dat het niet haar schuld was dat Luna ziek was geworden. Ze zag in dat ze een liefdevolle en zorgzame 'paardenmoeder' was geweest. Ze leerde om zichzelf te vergeven en realiseerde zich dat het oké was om fouten te maken (ook al had ze binnen haar vermogen en kennis niets fout gedaan). Door de begeleiding kon Sem haar schuldgevoelens loslaten en op een gezonde manier leren leven met haar verdriet.

Een nieuw perspectief

Met hulp vond Sem een nieuw perspectief op zichzelf en haar relatie met Luna. Ze begon te zien dat haar liefde voor Luna niet minder werd door de fouten die ze dacht te hebben gemaakt. In plaats daarvan begon ze te focussen op de mooie herinneringen die ze samen hadden gedeeld. Sem's reis naar zelfacceptatie en het leren leven met haar verlies was niet gemakkelijk, maar met mijn steun vond ze een manier om verder te gaan zonder schuldgevoelens. Ze leerde dat het goed was om te rouwen en dat het verlies van Luna altijd een deel van haar zou blijven, maar dat het haar niet langer zou definiëren.

Sem heeft de sessies afgesloten met een ritueel dat zij zelf heeft mogen bedenken. Het was heel mooi hoe zij hier uiting aan heeft gegeven en voor haar daarmee de rouwcirkel rond maakte. Verlies is voor het leven, maar Sem kan nu op eigen kracht verder. Zij heeft geleerd hoe haar verlies te dragen en wat te doen wanneer het verdriet haar onverwachts overvalt.

Narriman el-Khattabi

NAWOORD

De beslissing om je paard, je pony of je ezel te laten gaan, is de zwaarste die
je als paardenmens ooit hebt moeten maken of misschien nog moet maken.
Ik hoop vanuit het diepst van mijn hart dat dit boek je hier op een of andere
manier een beetje bij heeft geholpen.

Onthoud dat je niet alleen staat. Er zijn veel mensen die jouw verdriet met je
willen delen. Door open te staan voor hun steun en door samen met hen de
herinneringen aan je paard te koesteren, zal je uiteindelijk, langzaam maar zeker,
weer verder kunnen gaan.

Het verlies van je grote vriend of vriendin laat onuitwisbare sporen achter, maar
deze littekens zijn ook het ultieme bewijs van de unieke en diepe band die jullie
hadden.

"What we have once enjoyed, we can never lose.
All that we love deeply becomes a part of us."
— Helen Keller —

Clermont-Ferrand, augustus 2024
Remco Sikkel

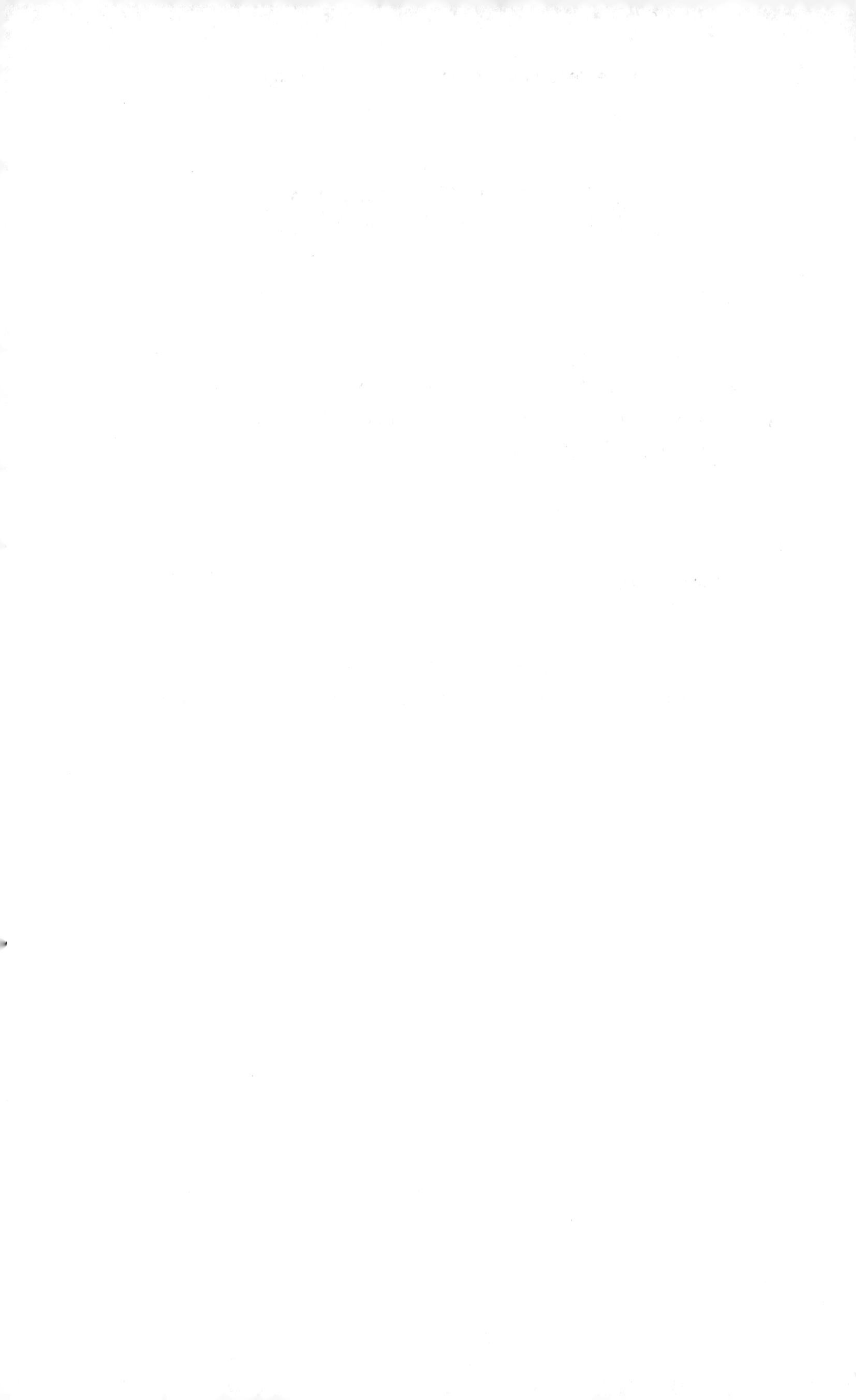

DANKWOORD

Een speciaal woord van dank aan de mensen die hun verhaal over het verlies van hun paard, pony of ezel in dit boek hebben willen delen. Het zal niet makkelijk zijn geweest om het op te schrijven, maar ongetwijfeld gaat jullie verhaal andere paardeneigenaren die op dit moment worstelen met de beslissing om te euthanaseren, enorm helpen. Bedankt Anna Raven, Benthe Reijnders, Emma Tournadre, Jolande Schouwenaar, Nancy Raats, Régis G., Rob Zwart, Susan Vellenga en Ylona Oosthoek.

Dank ook aan rouwtherapeut Narriman el-Khattabi (rouwpunt.com) en dierenartsen Anna Pijpers, Daniëlle Smeets en Reinier Logcher voor hun professionele hulp en bijdragen.

ADRESSEN

Paspoort opsturen

- Rijksdienst voor Ondernemend Nederland
  www.mijn.rvo.nl

Melden euthanasie

- KNHS
  Postbus 3040
  3850 CA Ermelo
  0577 40 83 00
- Belgische Confederatie van het Paard
  Belgicastraat 9-3
  1930 Zaventem
  02 478 27 54
  www.horseid.be

Autopsie

- Gezondheidsdienst voor Dieren (GD)
  Arnsbergstraat 7
  7418 EZ Deventer
  088 20 25 500
- Faculteit Diergeneeskunde, Universiteit Utrecht
  Yalelaan 1
  3584 CL Utrecht
  030 253 49 00
- Faculteit Diergeneeskunde, Universiteit Gent
  Salisburylaan 133
  9820 Merelbeke
  09 264 77 00

- Sciensano
  Rue Juliette Wytsmanstraat 14
  1050 Brussel
  02 642 51 11

Destructie

- Rendac Nederland
  0900 9221
  Reguliere transportservice: bereikbaar van maandag t/m vrijdag van 08:00 t/m 18:00 uur
  Individuele ophaalservice: dag en ancht bereikbaar
- Rendac België
  053 64 02 34
  www.rendac.be/online-melden/vlaanderen

INDEX

A

aanvaarding 62
acute euthanasie 12
ademhaling 14
afscheidsritueel 49
anamnese 27
angstgevoelens 51, 53
anticiperende rouw 62, 66
artrose 10
as 41, 46
autopsie 44

B

barbituraat 14
begeleid vallen 13, 45, 53
begraven 40
behandelopties 27
behandelplan 28
beslishulp 14
bewustzijn 56
boosheid 61

C

centraal zenuwstelsel 13
chipnummer 38, 43
chirurgie 21, 28
CODA-CERVA 44

cognitieve dissonantie 17

cognitieve dissonantie 17
cognitieve gedragstherapie 81
crematie 31, 36, 40, 54
Cushing. *Zie* PPID

D

depressie 62
destructie 42. *Zie ook* Rendac
diagnose 27
diercode 43
dierenarts 27, 31, 35, 72
dierenbegraafplaats 41
dierentolk 49
doneren aan de wetenschap 44

E

echografie 27
eigendomsovereenkomst 39
EMDR 81
emotie 47, 63, 71
ethiek 16
euthanaticum 14

G

gebitsproblemen 10
gedragsproblemen 10

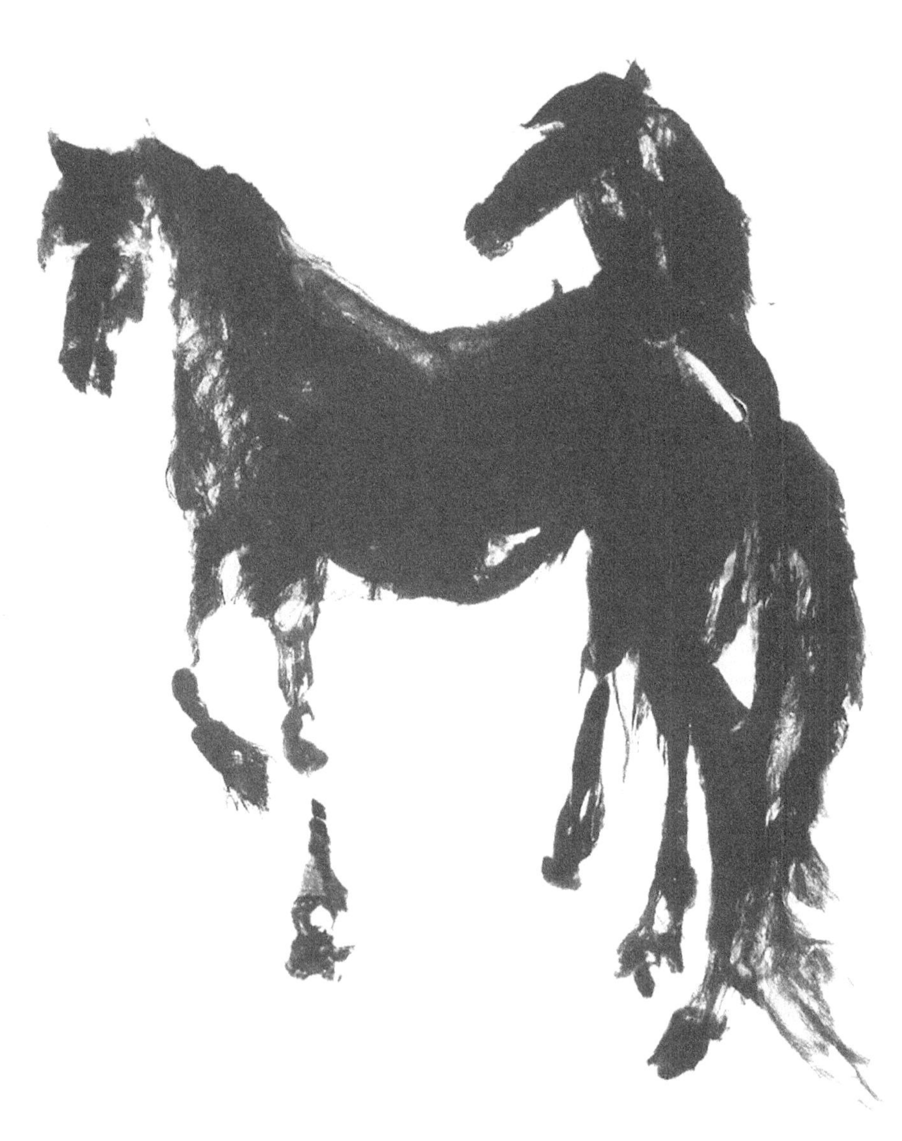